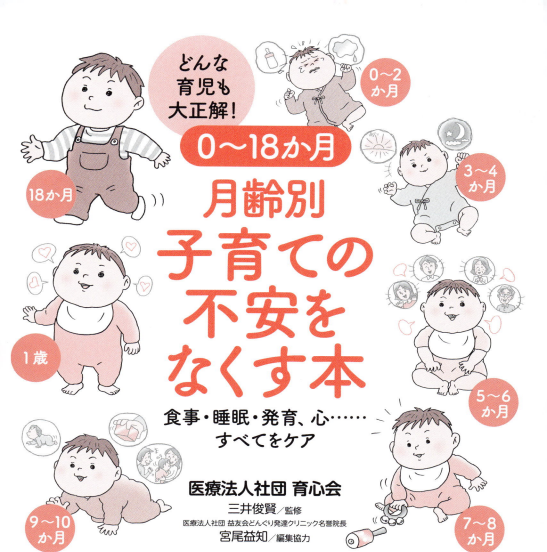

# もくじ

まえがき ………… 4
赤ちゃん早わかり表 ………… 6

## Scene 1　三井 俊賢先生
# 0-2か月の赤ちゃん　9

0-2か月の赤ちゃんについて
体重について ………… 12
ミルクについて ………… 14
吐き戻しについて ………… 16
沐浴について ………… 18
スキンケアについて① ………… 20
スキンケアについて② ………… 22
寝かせ方について ………… 24
おへそのヘルニアについて ………… 26
赤ちゃんとあざ ………… 28
タミータイムについて ………… 30
予防接種・健診について ………… 32
予防接種前の過ごし方 ………… 34
予防接種後の過ごし方 ………… 36

## Scene 2　大熊 喜彰先生
# 3-4か月の赤ちゃん　39

3-4か月の赤ちゃんについて
うんちについて ………… 42
赤ちゃんの便秘について
………… 44
首すわりについて ………… 46
頭のかたちについて ………… 48
寝返りについて ………… 50
脂漏性湿疹について ………… 52

## Scene 3　河野 一樹先生
# 5-6か月の赤ちゃん　55

5-6か月の赤ちゃんについて
夜泣きについて ………… 58
ママの寝不足解消法について
………… 60
歯磨きについて ………… 62
離乳食初期について① ………… 64
離乳食初期について② ………… 66
離乳食初期について③ ………… 68
食物アレルギーについて① ………… 70
食物アレルギーについて② ………… 72
目について ………… 74
乾燥性湿疹について ………… 77

## Scene 4　佐藤 清二先生
# 7-8か月の赤ちゃん　79

7-8か月の赤ちゃんについて
お座りについて ………… 82
離乳食中期について①
………… 84
離乳食中期について② ………… 86
人見知り・後追いについて ………… 88
ハイハイについて ………… 90

## Scene 5　髙木 優樹先生
# 9-10か月の赤ちゃん　95

9-10か月の赤ちゃんについて
体重について ………… 98
転倒、転落 ………… 99

水まわりの事故 ………… 102
　　離乳食後期について① ………… 104
　　離乳食後期について② ………… 106
　　離乳食による窒息 ………… 108
　　長引く風邪について ………… 110

### Scene 6　久保田 亘先生
### 1歳の子ども　113
1歳の子どもについて
　　歩き始めについて ………… 116
　　おしゃべりについて ………… 118
　　遊びについて ………… 120
　　卒乳と断乳 ………… 122
　　離乳食完了期について ………… 125
　　はじめての発熱について ………… 128

### Scene 7　藤井 明子先生
### 1歳6か月の子ども　133
1歳6か月の子どもについて
　　偏食について ………… 137
　　言葉について ………… 141
　　かんしゃくについて
　　　　………… 142
　　指しゃぶりについて ………… 144
　　子どもの便秘について ………… 146
　　きょうだいについて ………… 148

### Scene 8　三井 俊賢先生
### すべての赤ちゃんへ　151
　　睡眠について ………… 152

　　鼻吸引について ………… 154
　　受診の目安について ………… 156
　　薬の飲ませ方について ………… 158
　　やけどについて ………… 160
　　誤飲と誤食について ………… 162

### 赤ちゃんから子どもへ、心の観点から考える育児について
　　　　　　宮尾 和益先生 ………… 166

《赤ちゃんの成長記録》
• 体重と身長の記録 ………… 8
• 　　　　の好きなもの
　　　　　の苦手なもの ………… 54
• 　　　　のはじめて ………… 112
• 1年でこんなに大きくなりました
　　　　　　　　………… 150

参考文献、図書、サイト一覧 ………… 170
あとがき ………… 172

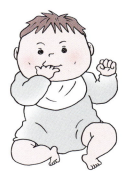

# まえがき

この度、育心会で制作した育児本を、みなさまのお手元にお届けできることになりました。

子育て中のママパパは、毎日があっという間で、喜びや感動がある一方で、悩みや不安を抱えることも多いのではないでしょうか。

「うちの子、これで大丈夫かな？」「もっと何かしてあげられることはないかな？」

そんなふうに、わが子の成長を願う気持ちは、誰しも同じです。

この育児本は、そんなママパパの気持ちに寄り添い、日々の育児をサポートするために作られました。

実は、以前より育心会では、健診で受診された方々に、自費出版の育児本をお渡ししていました。それがみなさまに大変ご好評をいただいていましたので、この度、より多くの方々にお届けできるよう、出版に至ったのです。

本書の大きな特徴は、日々の診療の中で、ママパパから実際に寄せられる、よくあるお悩みを丁寧に拾い上げている点にあります。そのため、よりリアルで、みなさまの心に寄り添った内容になっていると思います。

そして、この本を完成させるまで、およそ1年以上の歳月を費やしました。育心会のスタッフ一同で、企画から編集、執筆、校正まで、心を込めて取り組んできた、まさに育心会の「想い」が詰まった一冊です。

従来の育児書にはない、月齢別・多職種連携という視点から、小児科医、心理士、言語聴覚士など、さまざまな専門家が、それぞれの立場から、育児に関する情報をわかりやすく解説しています。

# まえがき

例えば、離乳食の悩み一つとっても、月齢によって適切なアドバイスは異なります。本書では、月齢別に具体的なアドバイスやQ&Aを掲載することで、より的確で実践的な情報を得ることができます。
また、医学的な知識だけでなく、子育てのテクニックや事故予防など、幅広い情報を網羅しています。
さらに、この育児本には、お子さんの成長を記録できるスペースを設けました。デジタルでは味わえない、アナログならではのあたたかさを大切に、世界に一つだけの育児日記として、この本を活用していただければ幸いです。
育児に正解はありません。大切なのは、お子さんのペースに合わせて、愛情を込めて向き合うことです。
この本が、ママパパにとって、子育ての道しるべとなるコンパスのような存在になれば幸いです。
そして、この本を通して、少しでも多くの親子の笑顔が生まれることを願っています。

2025年3月　医療法人社団 育心会　理事長　三井 俊賢

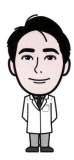

# 赤ちゃん早わかり表

| 1か月 | 2か月 | 3か月 |
|---|---|---|
| | | **首がすわり始める時期** |
| ◆体を反らせたり手足をバタバタと動かす<br>◆首はまだグラグラしているけれど顔を左右に動かせるようになる<br>◆少しずつ表情が出てくる | ◆手足の動きがより活発になり顔の前に手を持ってきたり手や指をしゃぶることも<br>◆目が合ったり動くものを目で追うようになる<br>◆あやすと笑う<br>◆「アー」「クー」など声を出す「クーイング」が始まる | ◆体重は生まれたときの約2倍に<br>◆首がしっかりしてきて、うつ伏せにすると両腕で支え少し頭を持ち上げられる子も<br>◆声を出して笑ったり、少しずつコミュニケーションが取れるようになる<br>◆好奇心旺盛でミルクを飲みながらキョロキョロすることも |

| 7か月 | 8か月 | 9か月 |
|---|---|---|
| **お座りができるようになる時期** | | |
| | **ハイハイをし始める時期** | |
| | | **ひとりで立てるようになる時期** |
| ◆手で支えながらひとりで座れるようになる<br>◆話しかけると一生懸命聞こうとしたり、ママやパパが触ったものや行動に興味を示す | ◆お座りが安定する<br>◆中にはハイハイやつかまり立ちをする子も<br>◆人見知りや後追いが激しくなる<br>◆名前を呼ばれると振り向くなど、声かけに反応するように | ◆ハイハイが上達し動きが素早くなる<br>◆親指と他の4本の指でものをつまめるようになる<br>◆ママやパパの表情から喜んでいる、怒っているなどがわかるようになる<br>◆「アー」など声を出して注意を引くなど、意思表示をするようになる |

# 赤ちゃん早わかり表

| 4か月 | 5か月 | 6か月 |
|---|---|---|
| | **寝返りし始める時期** | |
| ◆首がかなりしっかりしてきて、縦抱きでもぐらつかなくなる<br>◆触れたものをつかんだり口に運んでなめることも<br>◆嫌なときは体を反らせて泣くなど全身で感情を表す<br>◆発声の種類が増え「キャー」など声を出す<br>◆機嫌がいいときは声を出したり周囲を眺めたりする | ◆多くの赤ちゃんが首がすわるようになり、うつ伏せで上半身を起こしたり、両手を使って遊べるようになる<br>◆寝返りを始める赤ちゃんも多い<br>◆人の顔が少しずつ区別できるようになる<br>◆ほしいおもちゃに手を伸ばして遊ぶようになる | ◆寝返りが上達し、腰をひねって回転できる<br>◆手の動きも発達し、持ったものをもう一方の手に持ち替えられるようになる<br>◆感情が発達していろいろな理由で泣く |

| 10か月 | 11か月 | 12か月 |
|---|---|---|
| | **ひとりで歩けるようになる時期** | |
| ◆つかまり立ちが安定し、つたい歩きを始める子も<br>◆指先の細かい動きや左右の手を連動させて使えるようになる<br>◆怒ると泣いたり、ほしいものに手を伸ばしたり、自己主張が激しくなる | ◆つたい歩きが上手になると足の力だけで体を支え、バランスを取れるようになる<br>◆手先はさらに器用になり、蓋の開け閉めができるようになる<br>◆「パパは?」と聞くとパパの方を見るなど、言葉の理解が進む | ◆つかまり立ちやつたい歩きで活発に動き、支えなしで立っちやあんよができる子も<br>◆「ちょうだい」と言うと持ってるものを渡すなど、意思表示や言葉の理解はさらに進む |

《赤ちゃんの成長記録》
# 体重と身長の記録

＊赤ちゃんの体重と身長を記録しましょう。すくすく育っていると励みになります。

| 0か月 ＿月＿日 | 1か月 ＿月＿日 | 2か月 ＿月＿日 | 3か月 ＿月＿日 |
|---|---|---|---|
| 体重　　　kg | 体重　　　kg | 体重　　　kg | 体重　　　kg |
| 身長　　　cm | 身長　　　cm | 身長　　　cm | 身長　　　cm |

| 4か月 ＿月＿日 | 5か月 ＿月＿日 | 6か月 ＿月＿日 | 7か月 ＿月＿日 |
|---|---|---|---|
| 体重　　　kg | 体重　　　kg | 体重　　　kg | 体重　　　kg |
| 身長　　　cm | 身長　　　cm | 身長　　　cm | 身長　　　cm |

| 8か月 ＿月＿日 | 9か月 ＿月＿日 | 10か月 ＿月＿日 | 11か月 ＿月＿日 |
|---|---|---|---|
| 体重　　　kg | 体重　　　kg | 体重　　　kg | 体重　　　kg |
| 身長　　　cm | 身長　　　cm | 身長　　　cm | 身長　　　cm |

| 1歳 ＿月＿日 | 1歳6か月 ＿月＿日 |
|---|---|
| 体重　　　kg | 体重　　　kg |
| 身長　　　cm | 身長　　　cm |

*memo*

# Scene 1

# 0-2か月の赤ちゃん

赤ちゃんが泣くのはママやパパへの伝言です。

三井 俊賢 先生

### ウンチも思い出

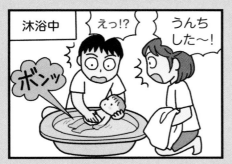

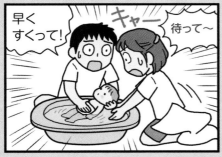

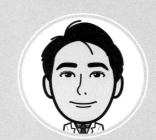

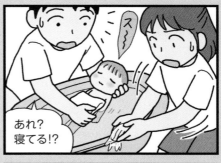

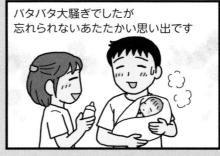

# 0-2か月の赤ちゃんについて

生まれたばかりの赤ちゃんは昼夜の区別がなく、2〜3時間おきに起きたり寝たりを繰り返します。生後1か月頃から少しずつ起きている時間が長くなり、生後2か月頃には昼と夜のリズムが徐々にでき始めてきます。朝にはカーテンを開けたり、生活リズムをつけることを意識しましょう。

生まれたばかりの赤ちゃんでも"気持ちいい"や"気持ち悪い"など快・不快の感覚ははっきりしています。"お腹が減った""おむつが濡れて気持ち悪い""眠たい"などの感情を、泣くことでママパパに伝えています。

## ◆ 体重について

最も体重増加が著しい時期です。個人差はありますが、1か月で生まれたときから約1kgほど体重が増えます。

## ◆ 目について

生まれたばかりの赤ちゃんの視力は0.01〜0.03程度で、明るさがぼんやりとわかるくらいしか見えていません。

## ◆ 原始反射について

手のひらに触れられると自動的に手を握る「把握反射」や、大きな音など外からの刺激にビクッと両手を広げた後抱き寄せるような動作をする「モロー反射」など原始反射が見られる時期です。

原始反射は、新生児の適応能力や生存に必要な動作をサポートする役割を果たしていますが、徐々に姿勢反射や後天的な反射に取って

0−2か月の赤ちゃん　Scene 1

代わられることで、適切な運動の制御が可能になります。

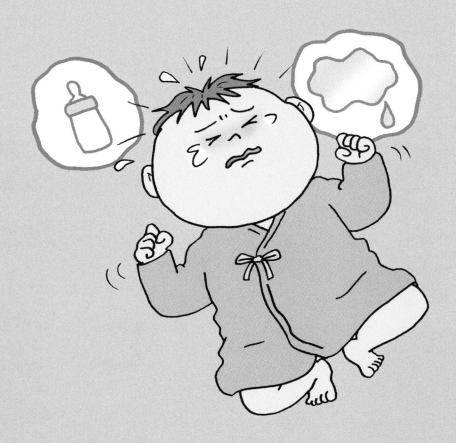

11

# 体重について

## Q 体重があまり増えていなくて心配です。大丈夫でしょうか？

A：体重の増え方は月齢によって異なり、また個人差もあります。母子手帳の身体発達曲線を活用してみましょう。

◆ 生後3か月頃までは約＋25〜35g／日
◆ 生後3か月から6か月頃までは約＋15〜25g／日
◆ 生後6か月から1年頃までは約＋10〜15g／日

上記のように、体重の増えは徐々に緩やかになるのが一般的です。

### 成長曲線

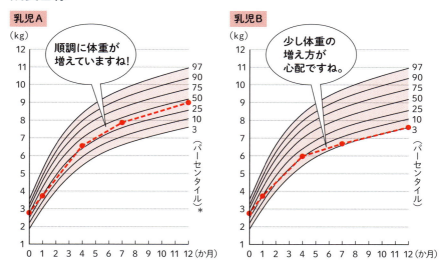

＊データを小さい方から並べ、全体を100とする。例えば赤ちゃんの体重が、小さい方から数えてどれくらいの位置にあるのか見ていくものです。

0-2か月の赤ちゃん　Scene 1

## Q 赤ちゃん用の体重計は必要でしょうか?

A：必須ではありません。
基本的には自治体で行っている乳幼児健診で定期的に計測を行っています。そのため自宅での計測は必須ではありません。商業施設のベビー室や自治体の施設にも赤ちゃん用の体重計が置いてあるところもあるので、活用してみましょう。

大人用の体重計を使用した計測では誤差も大きいです。
順調に体重が増えているかを確認するためにも、乳幼児健診を受けましょう。
乳幼児健診で体重について医師から指摘がなければ、順調に成長しているということなので安心ですね。

## 医師からのワンポイントアドバイス

体重が増えすぎではないか、心配になることもあると思います。赤ちゃんに肥満はありません。基本的に体重が増えているということは、母乳やミルクをよく飲めているということです。体重の増減だけではなく発達などを含めた診察が大切です。気になることがあれば健診のときなどに医師に相談しましょう。

# ミルクについて

**Q** ミルク量が足りているか心配です。

**A**：同じ月齢でも体重の違いがあるように、ミルクを飲む量にも違いがあります。ミルクか母乳かによって授乳回数も変わります。
生後〇か月だから〇〇ml飲まないといけないというわけではありません。
飲む量や飲む回数はそれぞれでも、体重が増えていればミルクは足りているので安心してください。

**Q** 母乳のため、どれくらい飲んでいるかわかりません。

**A**：基本的に母乳の量を測る必要はありません。母乳の場合どれくらい飲んだかがわからないため、足りているのか心配になるご家族も多いのではないでしょうか。
母乳が足りているかをみるポイントとしては、
◆ 母乳を飲んだ後にある程度授乳間隔があいているか
→毎回1〜2時間で泣く場合は足りていない可能性があります。
◆ 体重が増えているか
→体重増加が良好なのであれば、母乳をしっかり飲めています。授乳回数が多くママの体力面でも大変な場合や、体重増加が緩やかな場合は、少しミルクを活用してみてもいいですね。

**Q** ゲップは必ずした方がいいのでしょうか?

**A**：ゲップは出ないときもあります。機嫌がよければ無理にゲップをさせなくても大丈夫です。授乳後は縦抱きで様子を見ましょう。

0−2か月の赤ちゃん　Scene 1

## Q ミルクを急に飲まなくなったけど大丈夫でしょうか？

A：満腹中枢の発達や他への興味が増えていく成長過程では、遊び飲みが増えると言われています。体重が増えていれば大丈夫なので成長の一つとして赤ちゃんのペースで授乳を進めていきましょう。

また赤ちゃんに適している哺乳瓶の乳首のサイズかも重要なポイントです。成長とともに吸う力が強くなり、飲む量も増えていくのでミルクの出る量が合っていないと嫌がることもあります。
哺乳に時間がかかり、いつもは飲める量が飲めなくなってしまう様子があるときはサイズアップのタイミングかも。
逆に、口からあふれたり苦しそうなときは、出る量が多い可能性があるのでサイズを戻して様子を見ましょう。

※メーカーによってサイズや適齢は異なります。
ご使用の乳首の説明書をご確認ください。

0か月〜
SSサイズ
丸穴

1か月頃〜
Sサイズ
丸穴

3か月頃〜
Mサイズ
Y字形

6か月頃〜
Lサイズ
Y字形

9か月頃〜
LLサイズ
Y字形

# 吐き戻しについて

## Q 吐き戻しが多いけど大丈夫でしょうか？

A：基本的には赤ちゃんの活気があり、体重も増えていれば問題ないことが多いです。
赤ちゃんは胃の容量が小さく、胃の入口の筋肉が未熟なため、ミルクが逆流しやすく吐き戻しが多くなります。

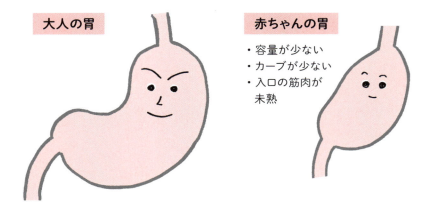

## Q 吐いた後はもう一度授乳した方がいいのでしょうか？

A：ゲップと一緒に少し吐き戻しがあっても、赤ちゃんがミルクをほしがるようであれば授乳しても問題ありません。
赤ちゃんは満腹中枢が未熟で飲みすぎてしまうこともあるので、吐き戻しが多いときは少し休憩をはさんであげましょう。

0−2か月の赤ちゃん　　Scene 1

Q 吐き戻しが心配になったら、
　どんなタイミングで受診をしたらいいでしょうか？

A：こんなときは診察に来てください。
◆ 噴水のように勢いよく大量に吐く（幽門狭窄症(ゆうもんきょうさくしょう)の疑い）
◆ 吐物に赤や黒（血液）、緑（胆汁）などの液体が混ざっている
◆ 体重の増えが悪い
◆ ぐったりしている、機嫌が悪い、ミルクを飲まない
◆ 発熱や下痢症状がある（胃腸炎症状）

Q 吐き戻しの予防はどうしたらいいのでしょうか？

A：基本的には体の成長に合わせて落ち着いていきます。吐き戻しが多い場合は、飲みすぎや空気飲みが原因の場合もあります。
◆ 1回の授乳量が多い場合は調節する
◆ しっかりゲップをさせる
◆ 授乳後、縦抱きにする
◆ 授乳後、横向きに寝かせる
などを試してみましょう。

また、便秘が原因でお腹が張っているときも吐き戻しが多くなります。うんちが出ているか、お腹は張っていないか見てみましょう。

➔ 44ページ

# 沐浴について

**Q** いつまで沐浴<ruby>沐浴<rt>もくよく</rt></ruby>したらいいですか?

**A**：基本的には生後1か月を超えるとママパパやきょうだいと一緒にお風呂に入れます。沐浴がダメということではないので、ライフスタイルに合わせて生後3か月頃までベビーバスを使用する方もいます。

**Q** 顔も洗っていいですか?

**A**：皮脂がたくさん出るので、顔も泡立てたベビー石鹸でやさしく洗いましょう。ミルクこぼれの多い首のしわ部分までしっかりと洗ってください。泡の残りがないようにシャワーでしっかりと流しましょう。顔もシャワーで流しても問題はありません。頭から下に向かってシャワーで流すと目や鼻に水が入らず洗えます。

**Q** 沐浴後に白湯は飲ませた方がいいですか?

**A**：離乳食が開始になるまでは、母乳やミルクからの水分補給のみでかまいません。白湯は必要ありません。

**Q** 体調不良や発熱したときに沐浴をして大丈夫ですか?

**A**：さっと汗を流す程度なら問題ありません。
熱が高くてぐったりしているときなどは、無理に沐浴をする必要はありません。負担にならない程度にシャワーやおしりだけ流してあげるといいでしょう。

0−2か月の赤ちゃん　Scene 1

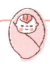
### 赤ちゃんにやさしいケア

生後2か月くらいまでの乳児は、頭部や顔、おでこがべたつきやすくなっています。泡でやさしく洗いましょう。すすぐときは頭を起こすと泡が目や鼻、口、耳に入りにくいですよ。

首の付け根や髪の生え際、耳の後ろ、足の付け根など、しわになりやすい場所は、しっかりしわを伸ばしながら洗うといいですね。

赤ちゃんに皮膚トラブルはつきものです。昨日までなかった湿疹（しっしん）ができていたり、赤くなっているところがあったり……。沐浴の時間に、赤ちゃんの肌に直接触れることで小さな変化に気付いてあげられますね。

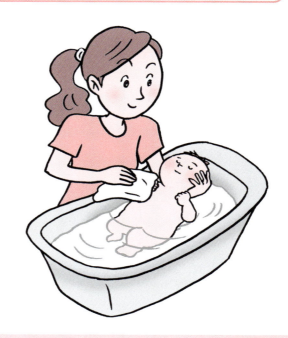

# スキンケアについて①

**Q** スキンケアが必要な理由は何ですか？

**A**：赤ちゃんの肌はとてもデリケートです。摩擦やアレルゲンなどの外的刺激から肌を守るため、保湿剤で覆う必要があります。

**Q** 赤ちゃんの肌はしっとりしているイメージですが乾燥しますか？

**A**：産まれたばかりの赤ちゃんは一時的に皮脂の分泌が盛んになりますが、生後3か月を過ぎると急激に皮脂の分泌量が減って、最も乾燥しやすい時期に突入します。
また空気が乾燥する時期は、大人と同様に赤ちゃんの肌も乾燥します。

**Q** どれくらいの頻度やタイミングで保湿すればいいですか？

**A**：保湿剤は1日に何度塗ってもいいですが、お風呂上りの乾ききる前に保湿するのが重要です。
お風呂から上がって、水分をしっかり押さえ拭きして、手早く保湿しましょう。
強くこすって塗る必要はありませんので、皮膚のしわに沿ってのせるようにやさしく塗りましょう。

0-2か月の赤ちゃん　Scene 1

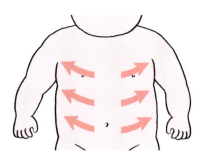

お腹・背中・おしりなど
広いところはやさしく塗り広げます

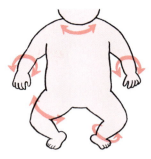

体のしわにそって クルクル回しな
がら塗るとなじみやすくなります

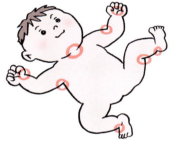

首・脇(わき)の下・手足のくびれ、肘(ひじ)の
内側は忘れがちなので注意

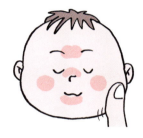

顔は数か所においてやさしく塗り
広げる。目元・口元は指の腹で中
心から外に向かって

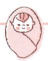

### 赤ちゃんにやさしいケア

お風呂上りはバタバタするので、家族みんなで協力し合えると
いいですね。
入浴する前に、脱衣所に蓋を開けた保湿剤を準備しておくと濡
れた体でも焦らずに保湿を行うことができます。寝返りやハイ
ハイができるようになり動きが俊敏になると、ママパパが滑っ
て転ぶことも増えるのでお気を付けくださいね。

21

# スキンケアについて②

### Q 保湿剤はどのくらい使ったらいいですか？

A：塗ったところがてかるくらい塗りましょう。
目安としては、ティッシュをのせたときに張り付く程度です。
例えば、ローションタイプの保湿剤であれば、1円玉サイズで大人の手のひら2枚分を塗ることができます。
軟膏（なんこう）タイプの保湿剤であれば、人差し指の第一関節までの量で大人の手のひら2枚分を塗ることができます。ぜひお試しください。

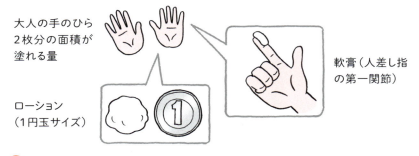

### Q 保湿剤を塗るときに注意する点はありますか？

A：首まわりや関節など、くびれているところに塗り漏れがないように気をつけましょう。
首のしわ、脇の下、肘の内側、足の付け根、膝（ひざ）の裏などはとくに皮膚が重なりあっている部位なので念入りに塗りましょう。

### Q どんな保湿剤がありますか？　どのように使い分けたらよいですか？

0−2か月の赤ちゃん　Scene 1

A：季節によって湿度や気温が大きく違うため、湿度の高い期間はさらっとするローションタイプやフォーム（泡状のもの）を使用し、乾燥する季節はクリームや軟膏を使用するとよいでしょう。

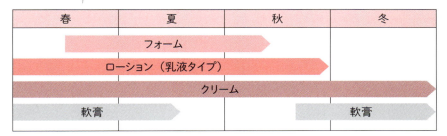

| 春 | 夏 | 秋 | 冬 |
|---|---|---|---|
|  | フォーム |  |  |
|  | ローション（乳液タイプ） |  |  |
|  | クリーム |  |  |
| 軟膏 |  | 軟膏 |  |

## Q スキンケアを続けていても湿疹などの症状がひどくなる場合はどうしたらいいですか？

A：赤みや湿疹の症状が強くなったり、毎日スキンケアをしっかり行っていても改善が見られない場合は、一度受診しましょう。

## Q ステロイドを塗っても大丈夫ですか？

A：塗る回数や塗る場所など、正しく使用すれば炎症やかゆみをすみやかに抑えてくれる頼もしいお薬です。
塗り始めるにあたって心配なことがあったら、医師に相談しましょう。安全な使い方の説明や不安なことをじっくり話し合います。

**赤ちゃんにやさしいケア**

赤ちゃんの肌のコンディションに合わせ、湿度の高い時期でも皮膚が乾燥していれば、クリームや軟膏を使用してもちろん大丈夫です。

# 寝かせ方について

## Q 赤ちゃんはどんな環境で寝かせればいいですか？

A：赤ちゃんは、自分で暑さ・寒さの調節ができません。
また、危険な状態でも自分で体を動かして逃げることができません。
安全・快適に過ごすことができるよう、以下の点に注意しましょう。

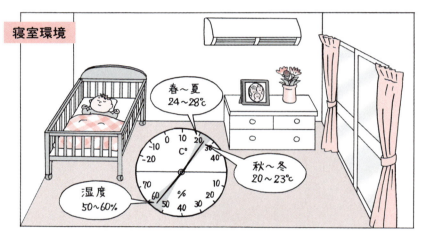

◆ 湿度：50〜60％　室温：春／夏24〜28℃　秋／冬20〜23℃となるよう調整しましょう。
◆ 赤ちゃんへの直射日光は避け、エアコンの風が当たらないようにしましょう。
◆ ベビーベッドを使う場合、寝返りが始まる前から柵を上げて、転落防止に努めましょう。
◆ 大きなものは倒れてケガをする危険性が高く、クッションやぬいぐるみなどやわらかいものは顔が埋まって窒息する危険性が高いです。ベビーベッド内など赤ちゃんの近くには置かないようにしましょう。

0-2か月の赤ちゃん　Scene 1

## Q 赤ちゃん用の寝具はどのようなものを選択すればいいですか?

**A**：以下を参考に選んでみてください。

◆ 頭のかたちに合わせてへこむような敷布団やマットレスは窒息(ちっそく)のリスクが高いため、かためのマットレスを選択しましょう。

◆ ぶ厚すぎる・大きすぎる布団は口元を覆ってしまい窒息する危険が高いため、何か掛ける場合は薄手の掛け物をお腹のあたりまでにしましょう。

◆ 赤ちゃんはよく汗をかくため、シーツはこまめに洗って清潔に保ちましょう。

◆ 防水シーツを使用すると、ミルクの吐き戻しやおしっこ・うんち漏れをしたときにマットレスまで汚れるのを防ぐことができるので、おすすめです。

### 知っておきましょう

睡眠中に赤ちゃんが死亡する原因は、窒息だけでなく乳幼児突然死症候群もあります。予防をするためにも、赤ちゃんは仰向けで寝かせましょう。

**ばあばとじいじへ**

赤ちゃんの手足が冷たいと心配になるかもしれませんが、指や手足の動かし方や、感覚を養うためにも手袋やミトン・靴下を着させる必要はありません。
赤ちゃんが暑いか寒いかは手足でなく、体幹(背中)を触って、汗ばんでいれば暑い、冷たければ寒いと判断しましょう。

# おへそのヘルニアについて

**Q** でべそ（おへそのヘルニア）は治りますか？

**A**：赤ちゃんのヘルニアは筋肉の発達に伴い自然に治ることが多いため、2歳くらいまでは様子を見ることが多いです。
新生児期など早めに圧迫療法を行うことで、症状の改善や軽減が期待できます。

**Q** 原因は何ですか？

**A**：お母さんとへその緒でつながっていたときの名残で、赤ちゃんのへその真下の筋肉の隙間がうまく閉じない状態（輪閉鎖不全）が原因です。

**Q** なぜ飛び出すのでしょうか？

**A**：泣いたりしてお腹に力が入ると腹圧が上がって、筋肉の隙間から腸が押し出されて飛び出して見えます。

**Q** ヘルニアの疑いがある場合は
どのタイミングで相談すればいいですか？

**A**：圧迫療法を行う場合は、早くから始めると効果が出やすいため、気になったら小児科に相談しましょう。予防接種や健診のタイミングでも、おへその相談のために受診してもかまいません。

**Q** 圧迫療法はどのように行いますか？

**A**：受診をしてヘルニアと診断された場合、圧迫方法や必要な材料

0−2か月の赤ちゃん　Scene 1

を医師・看護師からご案内します。

## Q 様子を見ている間に注意することはありますか？

A：ヘルニアは普段は膨らんだ部分を指で押すとかんたんに平らにすることができます。

まれに飛び出した腸が筋肉の隙間にはさまり、膨らんだ部分の血色が悪くなって指で押してもへこまないことがあります（嵌頓（かんとん）といいます）。その場合は無理にへこませようとせず、早期に医療機関を受診することをおすすめします。

## Q 2歳になってもヘルニアが治らなかったらどうすればいいですか？

A：2歳までに95％以上のヘルニアは自然治癒すると言われていますが、もしも改善していない場合は、かかりつけの医師にご相談ください。

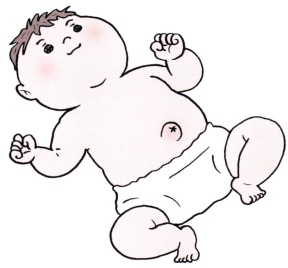

27

# 赤ちゃんとあざ

日本人のほぼ全員に生まれつきあるあざをご存じですか？ おしりの部分にある青いあざ、蒙古斑と言います。これはメラニンと呼ばれる色素によってできていて、10歳頃までに96〜97％の子は自然に消えていくと言われています。その他にも赤ちゃんはいろいろなあざを持って生まれてくることがあります。

**異所性蒙古斑について**
足首や手などおしり以外の部分にできる青いあざのことです。おしり以外の部分にできた青あざは、多発性のもの、色が濃いもの、サイズが大きいものは自然に消える可能性は少ないと言われています。

### 先輩ママの体験談

〈その1〉
出生時より、うちの子も異所性蒙古斑が全身にいくつかありました。わが家の場合、出産した大学病院で1か月健診を受けるときに形成外科も一緒に受診したい旨を小児科医に伝えて、後日改めて形成外科を受診し、レーザー治療適応と判断をいただき治療に至りました。

〈その2〉
生まれてすぐ足首に異所性蒙古斑があるのは知っていましたが、薄かったので気にしていませんでした。3歳になった頃、本人から「保育園のお友だちに足に黒いのがあると言われた」と相談されハッと

しました。皮膚科・形成外科の先生に相談し、やはり色味は薄いから様子観察と言われました。本人も先生から「大丈夫」と言ってもらって安心した様子でした。保育園の先生にも相談し、それからはお友だちに何か言われることなく過ごせています。

## サーモンパッチ（正中部母斑）について

正中部母斑と言われ、眉間、まぶた、おでこなど顔の真ん中にできることが特徴の赤あざです。3～4人にひとりの割合で赤ちゃんに見られます。塗り薬や飲み薬で消えるものではなく、3歳頃までには自然に消えていくと言われています。

サーモンパッチは、根本的な原因ははっきりしていないあざの一つですが、心配ありません。ちなみに、西洋では"天使がキスをした跡"とも言うそうです。とてもロマンティックですよね。

### ばあばとじいじへ

サーモンパッチは、お腹の中にいるときのエコーでわかるわけではなく、生まれたときにお顔を見てはじめてわかるものです。お産のトラブルで起こるものでも、妊娠中のママの行動や取った食事で起こるものでもないためご安心ください。

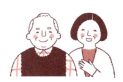

どこに相談すればいいかわからない方や、あざの程度や大きさが気になる方はクリニックの小児科や皮膚科にぜひご相談ください。

# タミータイムについて

## Q タミータイムとは何ですか?

A：赤ちゃんが起きている時間に、保護者などが見ている環境下で、赤ちゃんをうつ伏せにして過ごす時間を作ることです。

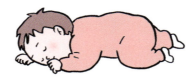

米国小児科学会では、タミータイムを一定時間実施することによって、頭のかたちの変形（→48ページ）を予防し、運動発達を促すと言われています。

## Q どのくらいの頻度で行ったらいいですか?

A：まずは1日2〜3回、3〜5分ぐらいから。ミルクや母乳を飲んだ直後を避けて、目が覚めた直後など機嫌のいいときに行いましょう。慣れてきたら徐々に延長して15分〜30分程度過ごせるように、うつ伏せやハイハイが可能になるまでの時期に意識的に行えるといいでしょう。

## Q どのような方法がありますか?

A：おすすめの方法を二つご紹介します。
①**ママパパの胸の上でうつ伏せ**　頭を持ち上げることができない時期は、親の胸の上にうつ伏せで保持します。乳房で口や鼻がふさがれていないか注意しながら行いましょう。

0-2か月の赤ちゃん　Scene 1

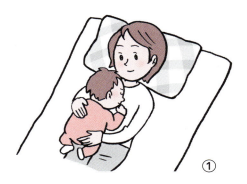

①

**②赤ちゃんと目を合わせる体勢でのうつ伏せ**
赤ちゃんをかたいマットなどの上にうつ伏せにして寝かせ、顔が向いている方向にママパパが横向きになって目線を合わせてあげます。1日の中で交互に顔の向きを変えましょう。

※向きぐせが気になる場合はへこんだ方が上になるように、顔を横に向けましょう。

首が安定してきたら抱っこやおんぶの時間を増やしたり、バウンサーやベビーラックで過ごす時間を増やすのもいいでしょう。

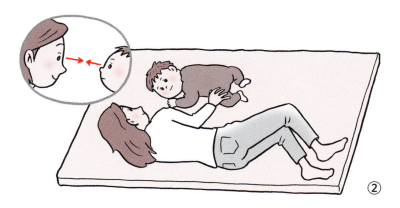

②

# 予防接種・健診について

**Q** 予防接種時に、何を持っていったらいいですか?

**A**：持ち物の基本セットをあげてみました。出かける前にチェックしてみてください。

□ マイナンバーカード（または保険証）
□ 医療証
□ 診察券（以前に受診したことがあれば）
□ 母子手帳
□ 予防接種問診票（予診票）
　※わかるところまで自宅で記入しておくと接種がスムーズです。
□ 着替え1セット、おむつ、おしり拭き
　※滞在時間が短いとはいえ、うんちや吐き戻しでお洋服が汚れることがあります。何かあったときのためのお助けアイテムです。
□ お薬手帳

**Q** 予防接種は住まいと違う市区町村で受けられますか?

**A**：公費の予防接種は住民票がある市区町村でないと受けることができません。
しかし、事前に申請をすることで接種が可能になる場合があります。
里帰りや入院などで、他の市区町村にて接種を受けるときには、事前に住民票がある地方自治体へ問い合わせてください。
その際には立替払いの有無についても確認してみましょう。
※市区町村によっては保護者の立替払いが必要な場合があります。

0−2か月の赤ちゃん　　Scene 1

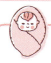
**赤ちゃんにやさしいケア**

医療機関によっては必要な持ち物が異なる場合があります。必要なものがそろっていないと予防接種や健診を受けられないことがあります。かかりつけのクリニックへ出かける前に確認してくださいね。
※予防接種や健診に関わる書類の紛失などについては、地方自治体へ問い合わせてください。

## Q 健診時に、何を持っていったらいいですか？

A：持ち物の基本セットをあげてみました。出かける前にチェックしてみてください。

- □ マイナンバーカード（または保険証）
- □ 医療証
- □ 診察券（以前に受診したことがあれば）
- □ 母子手帳（※該当の健診ページに必要事項を事前に記入）
- □ 健康診査問診票あるいは乳児健康診査受診票
  ※市区町村によっては名称が異なります。
- □ 診査票（クリニックより渡されている方）
- □ 聞きたいことがあればメモなどを持参
- □ 着替え1セット、おむつ、おしり拭き
  ※滞在時間が短いとはいえ、うんちや吐き戻しでお洋服が汚れることがあります。何かあったときのためのお助けアイテムです。
- □ お薬手帳

# 予防接種前の過ごし方

## Q 服装はどのようなものがいいですか?

**A**：お胸の診察をしますので胸元が出しやすい前開きの服がいいでしょう。また、二の腕に注射をすることが多いため、腕がまくり上げやすいか袖を脱がせやすいゆとりのある洋服をおすすめします。このような場合はご相談を。

◆ 風邪を引いている
◆ 中耳炎や肺炎によくかかる
◆ 現在、他院で治療を行っている
◆ 予防接種を受けたときに体調が悪くなった
◆ これまでにけいれんを起こしたことがある

## Q 赤ちゃんは当日も普段通りの生活でいいですか?

**A**：基本的には普段通りで大丈夫です。

ただ、口から飲むロタウイルスワクチンは満腹だと飲めなかったり、授乳直後だと吐いてしまう可能性がありますので、予防接種の予定時間の30分前までに授乳を済ませましょう。

## Q 熱が出ました。予防接種はできますか?

**A**：元気なときに接種した方が、予防接種の効果が高いと言われていますので、発熱があるときは接種を延期しましょう。

熱が下がってから1週間程度を目安に接種をおすすめします。
咳や鼻、下痢や嘔吐の症状がある際も予防接種を延期することがあ

0−2か月の赤ちゃん　Scene 1

ります。
体調不良の診察や、症状に合わせたお薬を出すことはできますので、予防接種の予約をしているクリニックに一度お電話でご相談ください。

### Q 予防接種をするとき保護者はどこを押さえればいいですか？

A：まずは赤ちゃんが落ちてしまわないようにしっかりと抱っこすることが大切です。予防接種の種類や、接種する部位によりベッドに寝かせて行う場合もあります。接種をする腕や足は医師と看護師が固定します。接種するときは保護者の方も緊張するかと思いますので、安全に予防接種が行えるよう、その都度どこに注射をするか、どの部分を押さえるのかなどアドバイスしながら行います。

### Q 予防接種の内容や注射をたくさん打つのが心配です。

A：予防接種の説明を読んでも心配事がある、または予防接種以外の心配事がある場合は、予防接種前後で医師や看護師に遠慮なくご相談ください。

## 医師からのワンポイントアドバイス

同時接種を心配される方がいますが、個別接種に比べ同時接種の方が、副反応の可能性は増えることはありませんし、効果が減弱することもありません。諸外国では、同時接種は一般的に行われております。小児科学会でも予防できる病気から子どもたちを守るために同時接種を推奨しております。

# 予防接種後の過ごし方

## Q 予防接種直後に注意すべきことは何ですか?

**A**：予防接種を受けてから30分以内にアレルギー症状が起こることがまれにあります。お子さんの顔色には注意しましょう。異変があったら接種をしたクリニックにすぐに戻れるような場所に、30分ほど滞在することをおすすめします。

## Q 予防接種の当日はお風呂に入ってよいでしょうか?

**A**：当日入浴可能です。予防接種後、1時間以上経過してからにしましょう。

## Q ミルクや母乳はお腹が減ったらすぐに飲ませていいですか?

**A**：ロタウイルスワクチン接種後においては、嘔吐防止のため30分程度はあけましょう。30分経過し、とくに様子が変わらないようなら普段通り飲ませて大丈夫です。

## Q 注射したところがしこりになっていて心配です。

**A**：基本的には様子を見ていれば心配ありません。自然と消えていきます。
腕を動かすことに支障が出ている場合は、接種した医療機関にご相談ください。

## Q 予防接種後どのような症状が出たら受診した方がよいですか?

**A**：こんなときは受診しましょう。

36

0−2か月の赤ちゃん　Scene 1

◆ 高い熱が1日以上続くとき（ワクチンデビュー時、熱が半日以上続く場合は受診をおすすめします）
◆ 熱とともに咳や鼻水の症状なども出てきたとき
→予防接種とは別に風邪を引いた可能性があります
◆ 食欲や元気がなく、ぐったりしているとき

## ロタウイルスワクチン接種時

◆ 下痢や嘔吐などの胃腸炎症状が出現することがあります。
◆ まれに腸重積（腸管の一部が後ろの腸管に引き込まれ重なること）が起こる可能性があります。
1〜2週間は下記の症状に注意しましょう。

・機嫌がよくなったり悪くなったりを繰り返す
・激しく泣く
・顔面蒼白
・ぐったりしている
・いちごジャムのような血便が出る

これらの症状が出現した場合はすぐに医療機関を受診しましょう。

## Q 注射した後の絆創膏（ばんそうこう）はいつまで貼っておきますか？

A：お肌が弱い場合は帰宅後すぐにはがしてもかまいません。当日の入浴の際にははがしましょう。

## Q 注射したところは普通に洗っていいですか？

A：大丈夫です！　強くこすらないよう、泡立ててやさしく洗ってください。

## Q 注射したところが赤くなっていますが、大丈夫でしょうか。

**A**：赤みや腫れ、熱感が出ることはあります。保冷剤をタオルにくるんで当ててもよいでしょう。
二の腕に注射をしたのに肘を超えて腫れている、明らかにぱんぱんに腫れているなど、気になる症状がありましたら医療機関にご相談ください。

### 赤ちゃんにやさしいケア

注射をするとき、赤ちゃんも痛みは感じます。
たくさん泣いてしまうと思いますが、頑張って注射したことをたくさん抱っこして褒めてあげましょう。

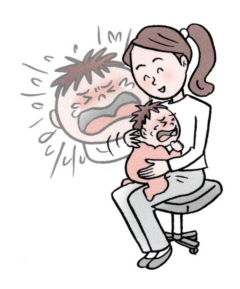

# Scene 2

# 3-4か月の赤ちゃん

まるまると人間らしくなってきて、まわりに興味を示します。

大熊 喜彰 先生

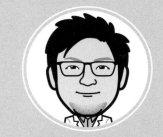

### 理想と現実

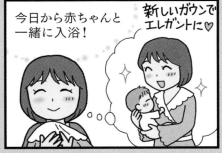

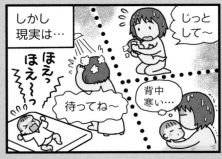

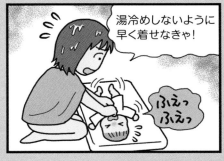

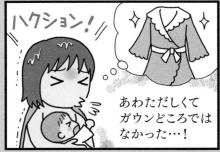

# 3-4か月の赤ちゃんについて

3-4か月の赤ちゃんは表情が豊かになり、昼には起き、夜には眠るサイクルができるなど、急速に人間らしさが出てくる時期です。
まわりに興味を持ち始め「遊び飲み」をし始める子もいます。手足の感覚も発達し、手を伸ばしたり握ったり、口へ持っていったりします。
クーイングといって「あー」や「うー」などかわいい声を発することがあります。

### ◆ 体重について

体重は生まれたときの約2倍になり、この頃から徐々に体重の増え方が緩やかになります。
成長のスピードは個人差があるので成長曲線を活用しながら、その子なりのペースを見守りましょう。→12ページ

### ◆ 首がすわってきます

首がしっかりしてくる時期です。うつ伏せになると頭を上げようとし始めます。タミータイムを取り入れてみてもいいですね。→30ページ

### ◆ 目について

目を合わせたり追視ができるようになります。
新生児の頃はぼんやりと見える程度でしたが、徐々に視力が発達し目を合わせることができたり、ものを目で追いかけたりすることができるようになってきます。→74ページ

3-4か月の赤ちゃん　Scene 2

◆ **耳について**
聴力はお腹の中にいるときから発達しています。
声をかけたり、音の出るおもちゃを使って赤ちゃんの反応を観察してみましょう。

◆ **股関節について**
健診では股関節の開き方に左右差があったり、かたくないか、両脚の長さや左右の膝の高さが同じかなどを確認します。

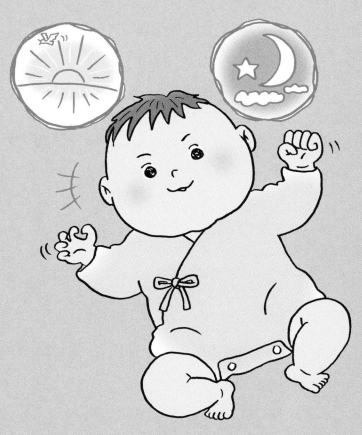

# うんちについて

## Q 赤ちゃんのうんちが緑色でした、大丈夫でしょうか?

**A**：緑のうんちは健康なうんちです！
赤ちゃんにはよく見られるうんちなのでとくに心配はありません。一般的に健康なうんちの色は、「茶」「黄色」「緑」と覚えましょう。

## Q 注意が必要なうんちはどんな色ですか?

**A**：注意が必要なうんちの色は、「赤」「黒」「白」です。
「赤」や「黒」はうんちに血が混ざっているおそれ、「白」のうんちは胆道の病気やウイルス性の胃腸炎のおそれがあります。
心配なうんちが出るときは、赤ちゃんの機嫌や、ミルク・母乳の飲み具合を確認し、それが続くときは受診をしてください。

## Q 赤ちゃんのうんちがおかしい。受診した方がいいのはどんなとき?

**A**：こんなときはすぐ病院を受診しましょう。
- ◆「赤」のうんちが出て10分ごとに繰り返し泣いたり、吐いたり、下痢便に血が混じるとき
- ◆「赤」や「黒」のうんちが出て、赤ちゃんがぐったりと元気がないとき
- ◆「白」のうんちが出て、赤ちゃんがぐったりと元気がないとき

## Q 赤ちゃんのうんちの回数が多いですが、下痢でしょうか?

**A**：うんちの回数が多いだけでは下痢とは言いません。下痢はうん

3-4か月の赤ちゃん　Scene 2

ちが緩いかどうかで判断します。
うんちの色やかたち、回数だけでなく、赤ちゃんの機嫌や元気かどうか、食欲があるかなど全身の様子を見てあげましょう。

**Q** 診察のときに実際のうんちを持っていった方がいいのでしょうか?

**A**：赤ちゃんのうんちは大切な情報源です！　受診をする際には、心配なうんちを画像に撮ったり、実際のうんち（おむつごと）をビニール袋などに入れて持ってきていただいてもかまいません。

※便検査の必要性については医師の判断となりますが、実際のうんちをお持ちいただければ検査に活用することができます。

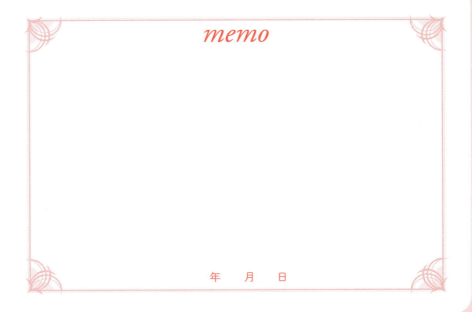

*memo*

年　　月　　日

43

# 赤ちゃんの便秘について

## Q 赤ちゃんのうんちが毎日出ません。大丈夫でしょうか？

A：赤ちゃんがミルクや母乳をよく飲んで、機嫌がよければ様子を見ても問題ありません。赤ちゃんのうんちの回数はみんなそれぞれ違います。毎日うんちが出ていなくても、おっぱいやミルクをよく飲んで、機嫌よく過ごしていれば心配しなくて大丈夫です。

## Q 赤ちゃんでも便秘になるの？

A：便秘に悩む赤ちゃんは意外に多いものです。
赤ちゃんはお腹の筋肉が未熟で、お腹に力を入れてうんちを出すことが苦手です。そのため一時的に便秘になることがあります。成長に合わせて上手に出せるようになってきますので安心してください。

## Q うんちのときに赤ちゃんが苦しそうです。どうしたらいいのでしょうか？

A：お家でできる便秘解消・予防の方法には「綿棒刺激」があります。お腹が張っていたり（ガスが溜まっている）、おならはよく出る

**綿棒刺激のやり方**

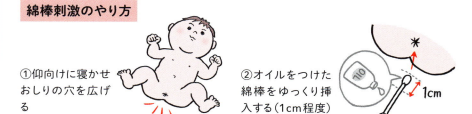

①仰向けに寝かせおしりの穴を広げる

②オイルをつけた綿棒をゆっくり挿入する（1cm程度）

3-4か月の赤ちゃん　Scene 2

のにうんちが数日出なくて苦しそう、そんなときは赤ちゃんがうんちを出すのを手伝ってあげましょう。

## Q どんなタイミングで受診をしたらいいですか？

A：こんなときは診察に行きましょう。
◆ うんちが週に3回より少ない、5日以上出ない
◆ お腹が張っている
◆ 仰向けで寝かせると機嫌が悪い
◆ おっぱいやミルクの飲みがいまいち
◆ 便秘を繰り返す
◆ うんちを出すときに辛そうに泣いている

### 医師からのワンポイントアドバイス

生後0～3か月頃に数日便が出ないのは、乳児排便困難です。便はやわらかいもののうまく出せないということなので、一時的なもので、綿棒刺激や病院受診で対応できます。一方生後7～10か月頃にコロコロのかたい便が出たり、うんちをするときのいきみが長かったり痛みが強いような便秘は、便をやわらかくする薬の長期内服が必要です。

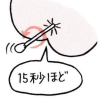

③15秒ほどくるくる回す

15秒ほど

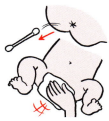

④肛門を押さえてさらに刺激する

45

# 首すわりについて

**Q** 首がすわるとはどういう状態ですか?

**A**：大人が首を支えなくても、赤ちゃんの首がぐらつかず安定し、自分で首を自由に動かせる状態になることです。 生後3〜4か月頃に見られるようになります。

**Q** 首がすわる前におんぶをしてもいいですか?

**A**：健診で医師から首がすわったことを確認してもらってからにしましょう。
赤ちゃんは、首の筋肉が未発達なため脳に衝撃を受けやすく、急な刺激や激しい揺さぶりによって乳幼児揺さぶられ症候群（SBS）を引き起こす可能性があります。抱っこの向きを変える場合などは注意が必要です。

**Q** いつから「たかいたかい」ができますか?

**A**：赤ちゃんを両脇から抱きかかえて高く持ちあげる「たかいたかい」も、首がすわってからにしましょう。ねんねのときと見る景色が変わり、赤ちゃんにとってもよい刺激になるかと思います。

**Q** 首がすわっているかどうかを確認したいです。
家でできることはありますか?。

**A**：以下の方法を試して確認してみましょう。
◆ 仰向けの姿勢で顔が自由に動くか
◆ うつ伏せの状態で頭を持ち上げられるか

3-4か月の赤ちゃん　Scene 2

◆ 仰向けの姿勢で両腕をつかみ、上体を引き起こしたときの頭の垂れ具合

判断がしづらい場合は無理に確認しようとせず、健診、または受診時に医師に確認してもらいましょう。

## Q 首すわりのために何かした方がいいことはありますか？

**A**：「タミータイム」といってうつ伏せ練習（遊び）をして首すわりを促す方法があります。➡30ページ

顔を動かすことができない時期に、やわらかい寝具の上でうつ伏せにすると窒息の原因になるため、必ず赤ちゃんが起きているときに、保護者の見守りのもとかたいマットの上などで安全を確保して行ってみましょう。

自治体や小児科で行われている乳幼児健診を受けて、首すわりなど発達面の成長を医師に診てもらいましょう。まだ首がすわらない、すわったかどうかが分からない、など何か心配なことがあれば、ぜひ受診時にご相談ください。

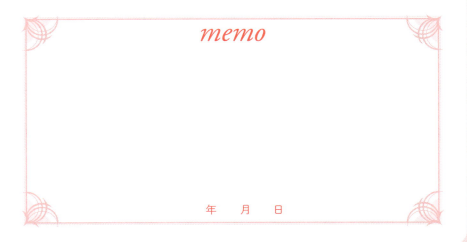

47

# 頭のかたちについて

**Q** 頭のかたちがいびつな気がしますが
どうしたらよくなりますか?

**A**：赤ちゃんの頭蓋骨は大人のように一つの骨ではなく、いくつかの骨で形成されていて、骨として癒合するのは2〜3歳頃です。そのため、外部の刺激を受けやすく、同じところに重力がかかり続けるといびつになってしまうことがあります。
タミータイムをとるなどして、同じ方ばかり見ない、抱っこやバウンサーを利用し重力を解放するなど、頭の同じ部位にかかる重力から解放してあげることが大切です。

**Q** 頭のかたちが自然によくなることはありますか?

**A**：首がすわって頭を上げている時間が増えてくると自然によくなることも多いです。歪みが重度の場合は、希望によりヘルメット治療の対象となることもあります。気になるときは一度頭のかたちの外来を受診するのもおすすめです。

**Q** 新生児から枕は使用した方がいいですか?

**A**：基本的に枕は不要です。
とくにO型のドーナツ枕は首が前屈してしまい、危険を伴うので、新生児のうちは使用しない方がいいでしょう。
また乳幼児突然死症候群予防の観点からも、お顔の近くにやわらかいものを置くのは避けた方がいいでしょう。

3-4か月の赤ちゃん　Scene 2

## Q 頭のかたちの相談はいつからできますか？

A：ご相談はいつからでも可能です。
月齢に応じて今できるケアのご案内をしています。
ヘルメット治療の対象月齢に関しては、生後3か月頃（首すわり後）〜6か月を目安にしています。
7か月を過ぎてしまうと治療効果が十分に得られなかったり、治療期間が長くかかってしまうため、7か月未満での治療開始をおすすめしています。

### 医師からのワンポイントアドバイス

頭のかたちの歪み（斜頭症）に対しては予防が何よりも大事です。
生後4か月までは首がまだすわっておらず、寝ている時間が多いため、この時期に向き癖があると左右のバランスに歪みが生じます。
首がすわるまでの時期に、タミータイムや肩枕、抱っこの際に向き癖と反対を向くように工夫するなど、対応できるといいですね。
自費診療ですが、ヘルメット治療もとても有効です。歪みが気になる場合は遠慮せず相談してみてください。

# 寝返りについて

## Q いつ頃から寝返りし始めますか?

**A**：3か月頃より足で床を蹴って下半身をひねる動作が増えてきます。少しずつ寝返りに向けて練習を始める様子が見られるようになり、4か月頃より仰向けからうつ伏せに寝返りができるようになると言われています。

頭に近い部分から運動発達が進み、足や腰がしっかりしてくることで足を動かし、腰をひねり、足を交差させるなど動きが活発になることで寝返りができるようになります。

## Q 夜寝ているときに寝返りでうつ伏せになって窒息しないかが心配です。何か気を付けることはありますか?

**A**：仰向けの状態から寝返りをしてうつ伏せになった際、ぬいぐるみややわらかいシーツなどで口元や鼻が覆われることで、自力で呼吸ができず窒息してしまう危険性があります。

寝室環境（➡24ページ）を整えて、うつ伏せで寝ているのに気付いたら仰向けに戻してあげてください。

## Q 寝返りはできますが自分で元に戻れません。何かしてあげた方がいいですか?

**A**：寝返りした後に自分で戻れず辛そうにしていたり、寝返りしたときに腕が体の下敷きとなり自力で抜き出すことができない様子があれば、関節に注意して大人が仰向けに戻してあげましょう。

繰り返し大人に手伝ってもらう中で、どうすれば仰向けからうつ伏

## 3-4か月の赤ちゃん　Scene 2

せになれるか、体の動かし方を習得できるようになります。

**Q 3か月で寝返りができるようになりましたが、うつ伏せのときに頭が上がっていないような気がします。**

A：首すわりが完了していなくても、足や腰の動きが活発なことで先に寝返りが完了する場合もあります。
首がぐらついている場合はうつ伏せの姿勢のときに顔の下に毛布やわらかいものを置かないよう注意し、首がすわるまでは抱っこのときなどに首を支えるようにしましょう。

**Q 寝返りしないので心配です。**

A：寝返りをするかしないかは、赤ちゃんによって差があります。寝返りを好む赤ちゃんは、できるようになるとどんどんするようになりますが、あまり好まない赤ちゃんは一度できるようになっても、その後まったくやらないこともあります。寝返りしなくても、時期が来たら上手にハイハイし始めますので心配はいりません。ただし、体の動きが非常に少なかったり、足をあまり動かさないような場合は、生後半年を超えた健診のタイミングでご相談ください。

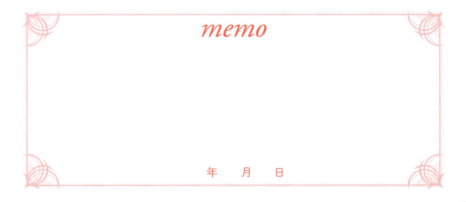

*memo*

年　月　日

# 脂漏性湿疹について

## Q 脂漏性湿疹とはどのようなものですか？
しろうせいしっしん

**A**：生後2週間頃〜12か月の赤ちゃんによく見られる皮膚トラブルの一つです。また3か月から4か月の赤ちゃんに起きやすい湿疹です。髪の生え際など頭に発症することが大半で、顔や胸など皮脂が多い部位と、脇の下などこすれやすい部位にも多く発生します。黄色っぽいカサブタができたり、カサカサになったりします。

## Q どうしてなるのですか？　原因は？

**A**：妊娠中にママから受け継いだホルモンが原因という説もあります。ママのホルモンが赤ちゃんの体の中に入ることで、赤ちゃんの皮脂腺や毛包の皮脂の分泌が活発になり、皮膚細胞が詰まるのではないかと言われています。また、皮脂を好む「マラセチア」と呼ばれる皮膚に常在する真菌が原因とも考えられています。

## Q 自宅でできるケアはありますか？

**A**：弱酸性の石鹸やシャンプーを使い、よく泡立ててからやさしくなでるように汚れや余分な皮脂を落とします。最後ぬるま湯でしっかり泡を流すようにしましょう。
頭皮や眉にかさぶたが付着しているときは、オリーブオイルやベビーオイルなどを顔に垂れない程度に塗り、ふやかした後に洗浄すると少しずつはがれ落ちて皮膚を傷つけることなく除去できます。一度に取り切れなくても毎日洗って少しずつ改善させることが大切です。

52

3-4か月の赤ちゃん　Scene 2

入浴後は皮膚が乾燥しやすく、補うために皮脂の分泌が増えてしまうことがあるので、保湿することが大事です。

脂漏性湿疹は珍しい病気ではなく、自然にも治ることが多いです。ただし、赤みを帯びた湿疹が出る、かゆみがありしょっちゅうかいている、範囲が広がるなどといった場合は、早めに皮膚科・小児科に相談しましょう。

*memo*

年　月　日

《赤ちゃんの成長記録》

お名前 _____ の好きなもの　　お名前 _____ の苦手なもの

＊好きなものや苦手なものを記しておけば、次のステップの準備になります。

### たべもの

☺ ..................................
☺ ..................................
☺ ..................................

### たべもの

☹ ..................................
☹ ..................................
☹ ..................................

### あそび / おもちゃ

☺ ..................................
☺ ..................................
☺ ..................................

### あそび / おもちゃ

☹ ..................................
☹ ..................................
☹ ..................................

☺ ..................................
☺ ..................................
☺ ..................................

☹ ..................................
☹ ..................................
☹ ..................................

※自由に設定してね!　　　　　　　　※自由に設定してね!

54

## Scene 3

# 5-6か月の赤ちゃん

寝返りをうったり、笑ったり、離乳食も始まります。

河野 一樹 先生

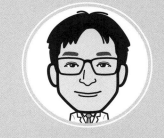

### シンクロナイズド睡眠グZzz

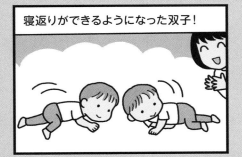

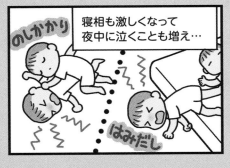

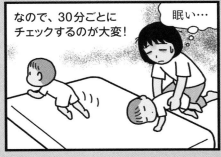

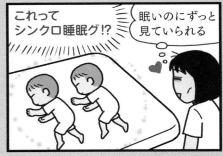

# 5-6か月の赤ちゃんについて

ますます表情が豊かになり、喃語（赤ちゃんが発する意味のない言葉）も増えていきます。「あーうー」など母音だけの発語から「バババ」「まーまーま」など発語の種類が増えていきます。

首がちゃんとすわり、うつ伏せで上半身をしっかり起こせるようになります。お昼寝やお散歩、離乳食の時間を毎日一定の時間に行うことで生活リズムが整ってきます。うつ伏せ遊びや寝返り遊びなどを取り入れて昼間はたっぷり体を動かしましょう。

家族と他人を見分けることができ人見知りが始まる子も……人見知りは身近なママパパの顔を認識できるようになったという立派な成長です。

この時期からママにもらった免疫がきれ始め、風邪を引きやすくなります。

## ◆ 離乳食について

離乳食が開始になります。この時期は離乳食に慣れる時期です。栄養はまだまだミルクや母乳がメインとなるので、授乳量を減らす必要はありません。

## ◆ 寝返りについて

寝返りができる赤ちゃんが増えてきます。この時期はまだ仰向けからうつ伏せにはなれるけれど、仰向けに戻れないなど不完全な時期です。

56

5-6か月の赤ちゃん　Scene 3

◆ **お座りについて**
少しの間なら支えなしでお座りができるようになります。自分の手を前についてお座りができるか確認します。

◆ **目について**
少しずつ目が見えるようになり始め、生後6か月頃から視機能検査ができるようになります。赤ちゃんの目の様子が気になるときは、健診で診てもらいましょう。

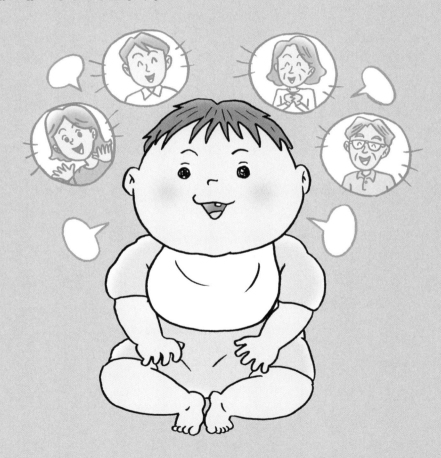

# 夜泣きについて

## Q どうして夜泣きするのですか?

**A**：原因は一つではないです。赤ちゃんは睡眠サイクルがまだまだ変化する時期です。詳しくは「睡眠について」（→152ページ）を参考にしてみてください。

部屋の環境やおむつなどの体の不快感、熱い、寒い、お腹がすいた、鼻づまりや日中の強すぎる刺激など、さまざまなことが原因になると言われています。医学的に解明できていない部分も多いので、泣きやまなくても自分を責める必要はありません。

## Q 夜泣き対策を教えてほしいです!

**A**：以下のことを、ぜひ試してみてください。

◆ 不快感の原因を取り除く

→ おむつは汚れてない？　お腹は減っていないかな？

◆ 生活リズムを整える

→ ミルクの時間やお風呂の時間のリズムをつくる

◆ 抱っこや子守唄で安心感を与える

→ 音楽を聞かせたり、照明を和らげるなどの環境を調節してみるのも効果的です

それでもなかなか収まらないときは、あきらめて電気をつけて布団の外に出してみるのも一つの手段です。

日中は日当たりのいい場所で決まった時間に日光を浴びるようにしてみましょう。

## 5-6か月の赤ちゃん　Scene 3

### Q 夜泣きはいつまで続くの?

A：平均して6か月前後から始まり、1歳前後で収まると言われていますが、個人差が大きく、まったくなかったという子もいます。ずっと続くわけではありません。いろいろな方法を試してみてくださいね。

### Q うちの子だけなの?　育て方のせい?

A：いえいえ、同じような経験で悩んでいるママパパはたくさんいます。夜泣きは子どもの睡眠の発達過程で起こることです。
ママパパの関わりや育て方とは関係ありません。お子さんが泣いたらすぐに泣きやませなければと思ってしまいますが、夜泣きをしている赤ちゃんは、どんな対策をしても泣きやまないこともしばしばあります。
「夜泣きは悪いことではない」「赤ちゃんは泣くもの」と割り切って、しばらく様子を見守るのも一つの手です。

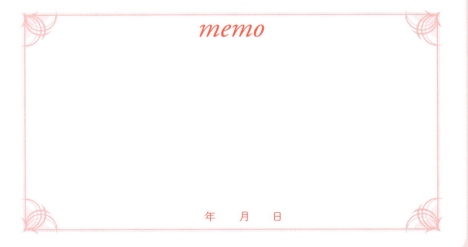

*memo*

年　月　日

# ママの寝不足解消法について

## Q 赤ちゃんが心配で、安心して眠れません。

**A**：はじめての育児、とくに0歳の頃はいつどんなときでも心配が尽きないですよね。まずは寝室の環境を整えて、赤ちゃんが安全に過ごしやすい環境になるようにしましょう。ぜひ「寝かせ方について」（→24ページ）を参考にしてみてください。また場合によっては、赤ちゃんを見守ってくれるセンサーを使うのも一つの手です。

## Q ワンオペのため、ゆっくり休む時間が作れず困ってます。

**A**：パパのお仕事が忙しかったり、ばあばじいじが遠方であったり、近くにお知り合いがいないとまわりの方にあまり頼れず、休む暇がありませんよね。赤ちゃんのお世話も大切ですが、ママの健康管理も大事です。例えば、ご家族の方がお休みの日に相談し、赤ちゃんを完全にパパに預けて、自分の体をいたわる時間を作ってみるのはいかがですか。
赤ちゃんと休むのとひとりで休むのとは回復度も大きく変わるかと思います。また、お住まいの地域によって内容は異なりますが、行政や民間が提供している育児サポートもあります。

## Q 寝不足が続いて頭痛がします。
## 薬を飲んだら母乳に影響が出そうで心配です。

**A**：ママが授乳中に飲めるお薬もありますので、一度先生へ相談してみましょう。
赤ちゃんも体調が悪いとお薬を処方されて、服用します。

5-6か月の赤ちゃん　Scene 3

ママの体も同じようにつらいときは労り、無理なく過ごしましょう。

 **知っておきましょう**

赤ちゃんのうちは睡眠リズムもなかなか安定しないので、どうしてもママも細切れ睡眠になりがちです。目や頭を使っていると脳が冴えて眠りにくくなります。寝る前のスマホは控え目にし、短時間でもリラックスして休みましょう。

 **先輩ママの体験談**

赤ちゃんが寝ているうちに一緒に休んでおこうと思いつつ、かわいい寝顔をたくさん写真に収めたり、溜まっている家事を片づけたりとやることが多く、ついつい睡眠時間が確保できていなかった思い出があります。ただ、ママもひとりの人間。休めるときは休んで体をいたわり、無理なく赤ちゃんのお世話をすることが大切です。
温かいタオルで目元や首元を温めたり、好きな音楽を聴くなどおうちの中でもリラックスできるようにしてみましょう。

**ばあばとじいじへ**

ママが大変なとき、お食事作りやお買い物など身のまわりのサポートをありがとうございます。ママは、はじめての出産・育児で心も体も大きく変化しています。なかなか自分の体を休ませることもできないと思いますので、ゆっくり休息をとり睡眠不足を解消できるよう、引き続きあたたかいサポートをお願いします。

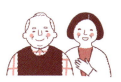

# 歯磨きについて

**Q** 歯はいつ生え始めますか?

**A**：一般的に1歳までに1本歯が生えると言われていますが、お子さんによって生えるタイミングはそれぞれです。個人差があるので心配はいりません。

**Q** 歯磨きを始めるのはいつからですか?

**A**：歯の有無にかかわらず離乳食を開始する生後5〜6か月頃より歯磨きの練習を始めてみましょう。

**Q** 歯磨きは1日何回したらいいですか?

**A**：歯磨きに慣れるまでは1日1回から始めましょう。徐々に回数を増やしていきます。仕上げ磨きは1日1回寝る前などに大人がしっかり行いましょう。

**Q** 何歳頃から歯医者に通った方がいいですか?

**A**：歯医者へ通い始める年齢は明確には決まっていません。
自治体で行われる1歳6か月児健診では歯科検診を受けることができるため、まずは健診で歯磨きの方法など相談してみましょう。

**Q** まだうがいができません。
歯磨き粉は使わない方がいいですか?

**A**：子ども用歯磨きシートやうがい不要で使えるフッ素含有量が低用量の歯磨きジェルなどを活用しましょう。

62

5-6か月の赤ちゃん　Scene 3

**Q 歯磨きをすごく嫌がります。何か対策はありますか？**

A：お子さんの歯磨きに対する恐怖感が少しでも和らぐよう、以下の方法をいくつか試してみてください。
◆ 歯磨き絵本を一緒に読む、歯磨きの歌を一緒に歌う
◆ 好きなキャラクターやイラストが描かれている歯ブラシを選ぶ
◆ 保護者の歯磨きの様子を見せる
◆ 仕上げ磨きのときに、お子さんが落ち着くことができるようにタオルケットやぬいぐるみなどを握らせる
◆ 子ども用の歯磨き粉のフレーバーを本人が好むものにする

**赤ちゃんにやさしいケア**

◆ 歯が0本のとき——濡らしたガーゼや市販の歯磨きシートを用いて、食後歯ぐきを磨くことから始めましょう。
◆ 歯が生え始めたとき——ブラシ部分がシリコン製のものを選択しましょう。歯磨きに慣れて、歯の本数が増え始めたらブラシタイプのものを選択しましょう。
◆ 突き刺さり防止のガードが付いているものが好ましいです。
◆ 仕上げ磨き用の歯ブラシは、柄が長く、ヘッドが小さい歯ブラシであると磨きやすいのでおすすめです。

**ばあばとじいじへ**
虫歯や感染症予防のためにも、赤ちゃんとはスプーンやコップは分けて使用しましょう。

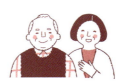

# 離乳食初期について①

## Q 離乳食はいつから食べさせればいいですか?

A：生後5か月を過ぎる頃、以下のポイントが当てはまるようになってきたらスタートの目安になります。

◆ 支えがあれば座っていられる
◆ 母乳やミルクの間隔が3〜4時間おきになってきて、生活リズムも安定している
◆ 家族が食事している様子に興味を示して見ている
◆ 食べ物に興味を示し、口をモグモグ動かしている
◆ よだれが出ている
◆ スプーンを口に入れられる

### 離乳食のかたさ・大きさ・食材早見表 （川崎市HPより）

離乳の開始 → 離乳の完了

|  |  | 5-6か月頃 | 7-8か月頃 | 9-11か月頃 | 12-18か月頃 |
|---|---|---|---|---|---|
|  | かたさの目安 | なめらかにすりつぶした状態 | 舌でつぶせるかたさ（豆腐くらい） | 歯ぐきでつぶせるかたさ（バナナくらい） | 歯ぐきで噛めるかたさ（肉だんごくらい） |
| **主食** エネルギー源 | ごはん |  |  |  |  |
| **副菜** ビタミン・ミネラル源 | にんじん |  |  |  |  |
|  | ほうれん草 |  |  |  |  |
| **主菜** タンパク質源 | 白身魚 |  |  |  |  |
|  | 鶏ささ身 |  |  |  |  |

5-6か月の赤ちゃん　Scene 3

## Q 最初は何をどのくらいあげたらいいですか?

**A**：はじめは十倍がゆか野菜ペーストをひと口あげてみましょう。離乳食初期は母乳・ミルク以外の味や食感に慣れていく練習をする時期です。

お子さんに「おいしいね」「モグモグだよ」など食に対するポジティブな声かけもしていきましょう。

## Q 体調が悪いときでも予定通り離乳食を進めた方がいいですか?

**A**：体調が悪い時期は離乳食を中断しましょう。

食欲が戻ったら、中断する前に食べていたメニューを少量から再開しましょう。

その後、順調に食べられるようになったら元の量に戻し、新しい食材も試していきましょう。

**離乳食初期食事例**

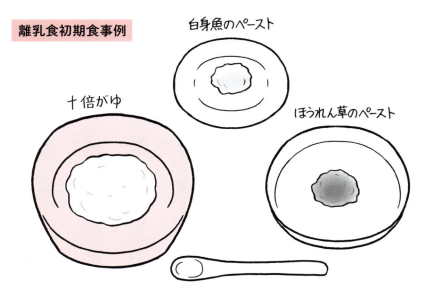

# 離乳食初期について②

### Q 離乳食の食べさせ方、体勢はどうしたらいいですか？

A：最初はママやパパの膝の上でお座りさせて、赤ちゃんの体をやや後ろに傾けると食べさせやすいです。

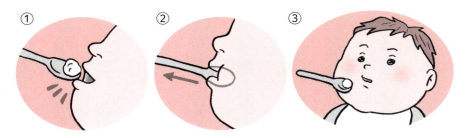

①スプーンを下唇の上に置き、口が開いて取り込むのを待ちます。口を閉じるまで待ちましょう。
②上唇で取り込んだらスプーンをゆっくり水平に引き抜きます。
③しっかり飲み込んだことを確認してから次のひとさじを食べさせましょう。口の奥まで入れると反射でおえっとしやすいので注意しましょう。

お座りが安定したら、キッズチェアを使って食べさせます。キッズチェアに座らせるときは、必ずベルトを装着して大人の方がそばで見守り、転落を防止しましょう。

### Q ほしがるままに離乳食を食べさせても大丈夫ですか？

A：この時期に離乳食でお腹がいっぱいになると母乳・ミルクが飲めなくなり、必要な栄養が取れなくなる可能性があります。準備し

5−6か月の赤ちゃん　Scene 3

た量以上にほしがる場合はミルク・母乳に切り替えていきましょう。

# Q 離乳食を口に入れてもすぐに吐き出して食べてくれません。

**A**：はじめての感覚に恐怖心や警戒心を抱いているのかもしれません。離乳食を始めたばかりのお子さんにはよく見られる反応ですので、心配いりません。

量を食べさせるというよりははじめての食べ物に触れる練習をする気持ちで、無理のない範囲で試していきましょう。

# Q 離乳食以外の水分は与えた方がいいのでしょうか?

**A**：生後6か月頃までは母乳・ミルクの水分だけでも十分です。

水分摂取を始めるときは、湯冷ましや麦茶などノンカロリーの飲み物を人肌程度温めると飲みやすいです。

最初はスプーンで練習をして、慣れてきたらマグなどを試してみましょう。

まだミルク・母乳から主に水分を取っている時期なので、量は少量でかまいません。汗をたくさんかいた、おしっこの量が少ない、などあれば積極的に水分を与えてみましょう。

# Q 加熱しているものであれば、はちみつが入っていても 0歳児に与えても大丈夫でしょうか?

**A**：乳児ボツリヌス菌予防のため、1歳になるまでは加熱していても、はちみつは与えないようにしましょう。

ボツリヌス菌は100℃で数分間加熱しても生き残ることがあると言われています。

生後1歳未満の乳児は、腸内環境が大人とは異なり腸管内でボツリヌス菌の定着と増殖が起こりやすいとされるため注意が必要です。

# 離乳食初期について③

**Q** 料理が苦手なので離乳食作りがとてもおっくうです。

**A**：すべての離乳食を毎日手作りするのは大変ですよね。市販の離乳食を活用したり、数日分一気に調理をし、冷凍保存して活用するなど、上手に手を抜きながら無理なく離乳食作りをしましょう。大切なことは家族みんなで一緒に食事を楽しむことです！

 **先輩ママさんから**

子どもが小さい頃、寝かしつけをしたあとに1週間で食べきれる量をまとめて調理し、フリーザーケースに入れて冷凍ストックしていました。日中、赤ちゃんのお世話をしながら離乳食を一から毎食作るのはとても大変なことです。時短ワザを用いて無理なく楽しく離乳食を進めていきましょう。

## 離乳食期のうんちについて

**Q** 離乳食が始まってからうんちの様子が変わったのですが、様子を見て大丈夫でしょうか？

**A**：離乳食が始まると、食べたものの影響でうんちが一時的に緩くなったり、かたくなったりしますが、離乳食に慣れてくると元のうんちに戻ります。赤ちゃんに食欲があり、機嫌がよければ心配ありません。

5−6か月の赤ちゃん　Scene 3

### 赤ちゃんにやさしいケア

◆ 調理器具は清潔に、食材は新鮮なものを使用しましょう。
◆ 冷凍して1週間を過ぎたもの、食べかけのもの、一度加熱した食べ残しは破棄しましょう。
◆ 炊飯器や圧力なべで複数の食材を加熱調理するのも、おすすめです。耐熱容器やお茶パックなどに食材を小分けにすると、それぞれの食材が混ざらず一度に複数の種類の調理ができます。

### 知っておきましょう

電気やガスが使えなくなったときのために、普段からお子さんの月齢や好みに合わせた食料を備蓄することが大切です。
加熱しなくても摂取可能な「離乳食パウチ」などを準備しておくと安心です。
いざというときにお子さんが抵抗なく食べることができるよう、日頃から市販の離乳食も活用し、手作りだけでなく市販の味に慣らすことも必要です。

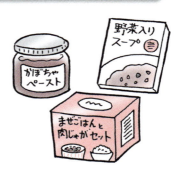

# 食物アレルギーについて①

## Q 食物アレルギーとは何ですか?

A：特定の食べ物に含まれるアレルゲン（食物アレルギーの多くはタンパク質）に免疫機能が過剰に反応することで、体にさまざまな症状が出ることを指します。

## Q 食物アレルギーの症状はどのようなものですか?

A：主な症状は以下の通りです。

**嘔吐・腹痛**

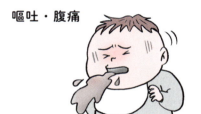

**皮膚症状**
（かゆみ・発赤・じんましん）

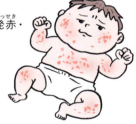

**呼吸症状**
（ぜいぜいしている）

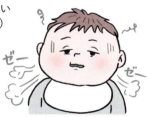

**口の症状**
（痛い・違和感など）

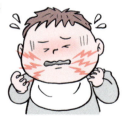

## Q アレルギーの出やすい食材は何ですか?

A：とくに卵、小麦、牛乳、甲殻類（カニ、エビ）、ナッツ類、果物類、魚卵などがあげられます。

5−6か月の赤ちゃん　Scene 3

## Q アレルギー症状が出るかどうか心配なので、まだ食べたことのない食材アレルギー検査をしてもらえますか？

A：アレルギー症状が出るかどうか心配な食材であっても、まずは離乳食の基本的な進め方でお子さんへ食べさせてみてください。家族にアレルギーがある場合でも本人のアレルギー食材とは異なる可能性があります。

## Q はじめての食材を食べ始めるときの注意点は何ですか？

A：はじめての食材は平日午前中に、近隣の小児科が開院していることを確認した上で試してみましょう。

◆ 初回は必ず小さじ1杯（約5ml）から開始します。
◆ 毎日少しずつ量を増やすことで、食べる量を増やしてもその食材のアレルギー症状が出ないことを確認しましょう。
◆ 食べてすぐ、または食べて数時間後よりアレルギー症状が見られた場合はすみやかに小児科の受診をご検討ください。

### 赤ちゃんにやさしいケア

赤ちゃんに急にアレルギー症状が出るとびっくりしますよね。はじめての食材を試すときは、日時、食べた食材の種類・量をメモをしておくとアレルギー症状が出て受診したときに役に立ちます。また、食べてすぐに体に発疹が出ていても受診時には落ち着いている場合もあるため、余裕があれば赤ちゃんの発疹の様子を写真に収めておくと、診察のときに医師へ症状の説明がしやすくなりますよ。

# 食物アレルギーについて②

### Q 卵はいつから、どのように食べさせていけばいいですか?

**A**：5～6か月頃からあげられます。まずは20分以上加熱した固卵黄を耳かき1杯程度から少しずつ始めていきます。卵黄の摂取量を増やしてもアレルギー症状などなく順調であれば、卵白を始めましょう。プリンや茶わん蒸しはやわらかく離乳食として食べやすそうに見えますが、加熱が不十分なため注意が必要です。全卵の薄焼き卵やゆで卵に慣れてから、食べさせるようにしましょう。

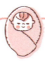

**赤ちゃんにやさしいケア**

アレルギーではなくても食事が口まわりにつくことで赤くただれること（接触性皮膚炎）があります。
食事を食べさせる前に、お口のまわりにワセリンやプロペトを塗るのがおすすめです。食事の付着を防ぎ、お口まわりの皮膚トラブルを予防できます。

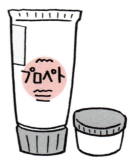

5-6か月の赤ちゃん　Scene 3

## 医師からのワンポイントアドバイス

卵アレルギーは、卵白アレルギーと卵黄アレルギーに分けられます。卵白と卵黄には共通するタンパクも含まれていますが、違うタンパクも含まれており、アレルギー反応に違いがあります。

卵白アレルギーは、みなさんが食物アレルギーでイメージする、皮膚に発疹が出たり、咳やゼーゼーのような呼吸症状を引き起こすことが多い点が特徴です。

卵黄アレルギーは、顔や体に発疹が出るより、嘔吐や下痢といった消化器症状が強く出ることが多く、血液検査ではアレルギーの数値の上昇がない点が特徴です。

卵黄アレルギーの診断に血液のアレルギー検査は有用ではなく、摂取してから症状が収まるまでの経過と、繰り返して起こるかどうかが重要になります。

食物アレルギーのむずかしいところは、事前に反応が出るかが予測できないことであり、新しい食材を開始するにあたり不安になることもあるかと思います。アレルギー症状が出たときや、アレルギー症状が出た後の今後の離乳食の食べ進め方など、何かお困りの際はいつでも小児科へご相談ください。

# 目について

## Q 赤ちゃんの目はどのくらい見えているのでしょうか?

**A**：赤ちゃんの視力はまわりがぼんやりとわかる程度です。
（例：2か月で0.01、4か月で0.03、6か月0.06、8か月0.1）
赤ちゃんはママやパパのお顔を見たり、おもちゃを見たりしながら
視力が発達します。ぜひ、お子さんの目を見つめながらたくさん話
かけたり、遊んであげてください。

## Q 赤ちゃんの黒目の位置が気になります。斜視でしょうか?

**A**：赤ちゃんにはよくあることで、一時的なことが多いです。
赤ちゃんの頃は鼻の付け根が低いので、黒目が内側に寄っているよ
うに見えることがあります。これは「偽性内斜視」といってとくに
心配はありません。2歳頃には気にならなくなります。

## Q 目つきがおかしいかもしれないと心配です。 赤ちゃんでも受けられる目の検査はありますか?

**A**：育心会のクリニックには「スポットビジョンスクリーナー」と
いう、6か月の赤ちゃんから検査可能な機器があります。視力を測
ることはできませんが、斜視や屈折異常（遠視、近視、乱視）を検
査することができます。赤ちゃんの目の様子が気になるときは、ク
リニックに相談してください。

## Q 赤ちゃんの目の検査は大事なのでしょうか?

**A**：目の異常を早く発見し、治療につなげるためにも検査は大切で

す。子どもの目の機能は3歳までに急速に発達し、6〜8歳頃までにほぼ完成します。

その時期に斜視や強度の屈折異常があったり、光が目の中に入ることが妨げられたりすると、適切な視覚刺激が受けられず、健全な視力の発達が阻害されてしまいます。目の異常は早く発見し、治療につなげてあげることが大切です。気になる症状があるときは、受診・検査をおすすめします。

## Q 生まれてから、片方の目が涙目で目やにが多いので、心配です。

**A**：症状が続くときは一度受診をしましょう。

涙は目頭付近の穴を通って鼻へと抜けていきます。この涙の通り道を鼻涙管といいます。この鼻涙管の通りが狭くなったり、詰まってしまったりすると、目がいつもうるんでいたり目やにが多く出ます。このような症状が続くときには眼科を受診しましょう。

## Q 逆まつげが心配です。

**A**：赤ちゃんのまつ毛は細くやわらかいので、逆まつげがあってもそれほど心配はありません。

目にひどい症状を起こすことは少ないと言われています。

しかし、逆まつ毛で目がうるんでいる、目が赤くなりやすい、目やにが出るなどの症状があれば眼科を受診してみてください。

## Q 公園で遊んでいて砂が目に入ったかも。大丈夫でしょうか?

**A**：ほとんどの場合は涙で流されるので問題はありません。お子さんの目に入ったゴミは涙で流されるので、少し落ち着くまで泣かせてみましょう。

泣きやんだ後も、目が赤い、痛がって機嫌が悪いなどの症状があるときは眼科を受診しましょう。

## Q 視力の低下が心配ですが、テレビやスマホで動画を見せてもいいですか？

**A**：ルールを決めて見るようにしましょう。
動画を見ることがダメなのではなく、近い距離で長時間集中して見ることで目に負担がかかり、結果的に近視になってしまうと言われています。適切な距離を置いて、時間を決めるなど目に負担がかからないようにしましょう。

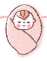

### 赤ちゃんにやさしいケア

テレビやスマホはお子さんひとりに見せるのではなく、なるべく大人と一緒に見るようにしましょう。そこでの会話を楽しみながら、コミュニケーションのツールとして活用しましょう！

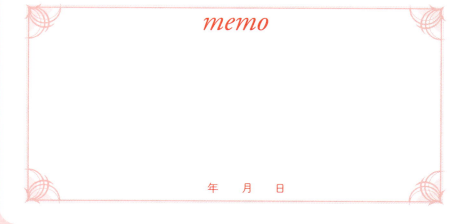

*memo*

年　月　日

5−6か月の赤ちゃん　Scene 3

# 乾燥性湿疹について

## Q 乾燥性湿疹とはどのようなものですか?

**A**：皮膚が乾燥することで起こる湿疹の一つです。症状はさまざまで、乾燥によりぶつぶつしたり、粉をふいたり、ひび割れができたり、赤くなったりします。また、かゆみがあるのでひっかいたり布団やママの洋服や抱っこひもに肌をこすり付けようとします。
外気に露出している顔や手足、面積の多いお腹や背中に現れやすくなります。
皮脂欠乏性湿疹とも呼ばれます。

## Q 原因はどのようなものですか?

**A**：乾燥が原因です。
生後4か月以降になると、皮脂の分泌が急に低下するため、皮膚が乾燥しやすくなります。そのため乾燥性湿疹が起こりやすくなります。
また秋から冬にかけて外気も乾燥する時期になります。
この乾燥で皮膚のバリア機能が低下すると、外部刺激によって炎症やかゆみが生じます。

## Q 自宅でできるケアはありますか?

**A**：皮膚の乾燥を防ぐためにも普段から保湿をすることが大切です。
→20ページ
保湿ケアを行うことで皮膚のバリア機能を高めるのに効果が期待できます。

77

とくに入浴後は皮膚から水分や油分が流れてしまう傾向にあるため、てばやく保湿ケアを行います。

加湿器や濡らしたタオルで室内の湿度が50〜60％になるように都度調整します。

乾燥が目立つときは1日に何度も保湿ケアを行いましょう。

入浴時に体を洗う際はこすらず、しっかり泡立てた泡でなでるように洗い、泡をしっかりと流します。熱めのお風呂は肌を守るうるおい成分と水分が一緒に流れてしまい、乾燥肌を悪化させる場合があるので注意しましょう。

かゆみがあると赤ちゃんも爪でひっかいてしまうことがあります。爪が伸びていたら切りましょう。

保湿ケアをしていても症状が続いている、かゆみ・赤みが出るといった場合は小児科か皮膚科に相談しましょう。赤ちゃんの症状を見て、適切なケア方法や治療を行います。

炎症が出ている場合は、ステロイドの外用薬やその他塗り薬などが処方されることがあります。

# Scene 4

# 7-8か月の赤ちゃん

お座りしたり、ハイハイしたり、離乳食を食べ、
あ〜う〜などお話を始めます。

佐藤 清二 先生

### パパへの道

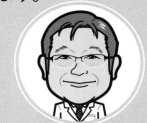

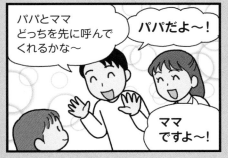

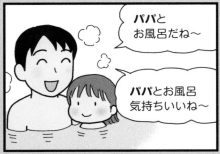

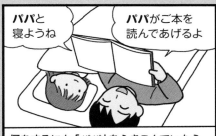

何をするにも「パパ」をふきこんでいたら…

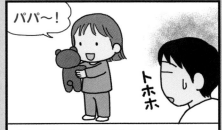

ぬいぐるみを「パパ」と言うように…

# 7-8か月の赤ちゃんについて

ママパパの行動に興味を持ったり、声かけに対して動作や表情で反応するようになります。積極的にコミュニケーションを取りましょう。
ハイハイやずりばいが始まると運動量が増え、離乳食も徐々に増えていきます。

## ◆ 離乳食について
離乳食中期となり2回食が始まる時期です。量や食べられる食材も少しずつ増えていきます。

## ◆ お座りについて
支えなしでお座りができる時間が増えてきます。お座りをしたまま目の前のおもちゃを手に取って遊んだりできるようになります。

## ◆ 指先の発達について
近くにあるおもちゃや興味があるものに手を伸ばして、指でつまめるようになります。

## ◆ 神経発達について
健診ではハンカチテスト（顔にかかったハンカチを自分で手で取れるかのテスト）の確認をします。

7−8か月の赤ちゃん　Scene 4

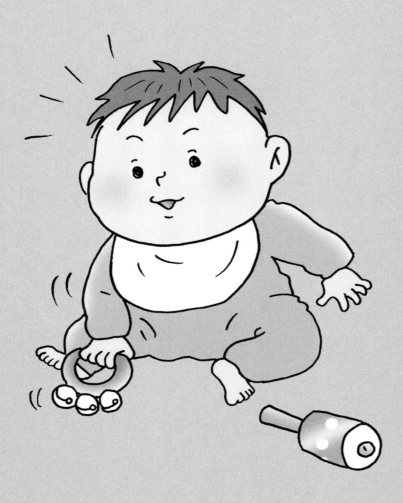

# お座りについて

**Q** お座りはいつ頃からできるようになりますか?

**A**：6〜7か月頃より、大人が腰を支えることで、お座りができるようになると言われています。生後8〜9か月頃より両手を前につき、少しの間座ることができるようになります。
生後10か月頃には手をつかなくてもひとりで姿勢を保持してお座りができるようになると言われています。

**Q** お座りがまだですが、ずりばいが始まりました。
順番に問題はありますか?

**A**：成長には個人差があるため、お座りやハイハイ、つかまり立ちなどができるようになる順番は、赤ちゃんによってそれぞれです。焦らず見守っていきましょう。

**Q** お座りができるようになったら、食事のときにひとりで
キッズチェアに座らせてもいいですか?

**A**：赤ちゃんは筋力が未発達な状態です。お座りができるようになっても、食事など長時間椅子に座り姿勢を維持することはむずかしいものです。体勢が崩れる場合があり、ひとりでキッズチェアに座らせるのは心配です。お座りが安定して赤ちゃんが食事に集中できるようになるまでは、大人がそばで体を支え、安全に食事が取れるようサポートをしましょう。椅子に座るときはチェアベルトを装着しましょう。

7-8か月の赤ちゃん　Scene 4

### 赤ちゃんにやさしいケア

お座りやずりばいなどができるようになり、体を大きく動かす機会が増えたり、指先で小さなものがつまめるようになると、行動範囲が広がります。それによって誤飲や誤食、転倒や転落など事故が起こりやすくなります。→162、99ページ

## Q もうすぐ7か月になりますが、まだお座りができるようになりません。

A：お座りができるようになるのは個人差があります。まずは適切な時期に乳幼児健診を受けましょう。10〜11か月以降でお座りができているかどうか判断に迷うときは、一度小児科で相談してみましょう。目安の時期にお座りができなくても、心配しすぎることはありません。ゆっくり赤ちゃんの成長を見守ってあげましょう。

### 医師からのワンポイントアドバイス

「お座り」とは"手を放して背をのばして座る"ことで、7か月健診の大切な評価項目です。6か月頃には多くの赤ちゃんは"両手をついて背を丸くして座る"ようになり、7か月頃には70％の赤ちゃんが「お座り」するようになりますが、30％の赤ちゃんは何とも言えない状態です。1〜2か月の間にしっかり「お座り」できるようになれば十分です。「首のすわり」「お座り」「つかまり立ち」「歩く」といった大きな運動発達は個人差が大きく、早いから将来の運動能力が優れているわけでもありません。

83

# 離乳食中期について①

**離乳食中期　食事例**

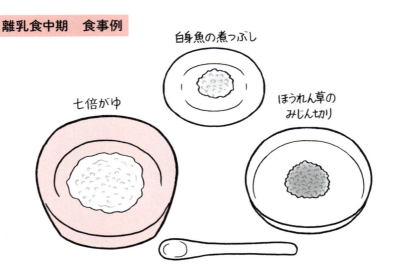

**Q** 2回食にしようと思っています。
食べる時間はどのように設定したらいいですか？

A：毎日午前と午後のできるだけ決まった時間に食べることで生活リズムも整っていきます。いろんな味や舌触りに慣れていく時期ですが、まだ飲み込む力が未熟なので、つぶしたり、きざんだり、とろみを付けることで食べやすくし、食事を楽しめるようにしましょう。

**Q** 母乳を飲んでいると貧血になりやすいと聞いたのですが本当ですか？

A：母乳・ミルクどちらであっても2回食になる時期から赤ちゃん自身の鉄の蓄えがなくなっていくため、必然的に鉄分不足になります。

7-8か月の赤ちゃん　Scene 4

赤ちゃんが鉄分不足になると以下のような症状があらわれます。
- 顔色が青白い
- 唇の赤みが薄い
- 目の粘膜の赤みが薄い
- 爪が白っぽい、スプーンのように反り上がる
- 口の端が切れている

鉄分を補うために離乳食を工夫することが大切です。

### 赤ちゃんにやさしいケア

鉄分の吸収率の高い「ヘム鉄」を積極的に取り入れましょう。鶏・豚・牛レバー、カツオ、キハダマグロ、クロマグロ、あさりの水煮などに含まれています。

### 先輩ママの体験談

わが子は手作りのレバー料理が苦手だったので、パウダータイプのレバーを活用していました。離乳食にささっとかけて手軽に鉄分が取れたので楽でしたよ。

**赤ちゃんが好きなメニュー例**
ツナとブロッコリーのおかゆ／にんじんとほうれん草のミルクスープにレバーパウダーをちょい足し／きなことかぼちゃのおやきなど。味・食感の好みもありますので、いろいろなアレンジで試してみましょう。

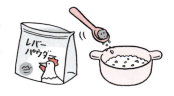

# 離乳食中期について②

**Q** 離乳食よりも母乳やミルクをほしがり、
あまり食べてくれないのですが、どうしたらいいでしょうか。

**A**：ミルクや母乳の方が簡単にお腹を満たすことができるため、離乳食を待てずに飲みたがる場合があるかもしれません。

その場合、普段の半分ほどの時間（量）で先に飲ませた後に、離乳食を食べさせるなど調整をしてみましょう。

大半は母乳やミルクから栄養を取る時期なため、月齢の目安の量まで離乳食を食べさせる必要はありません。

離乳食の本などにある食べすすめ表はあくまで目安なので、お子さんの食べ具合に合わせて準備しましょう。

**Q** 遊び食べをするようになり、食事に時間がかかります。
何か対策はありますか？

**A**：いろいろなことに興味・関心が向くようになり、集中力が続かず食事に時間がかかる場合があります。以下のことを試してみましょう。

◆ 食事時間を20〜30分程度で区切りましょう

◆ テーブルの上やお子さんの目がつくところに、おもちゃなど食事以外のものを置かないようにしましょう

◆ テレビがついている場合は消しましょう

◆ 親が食べさせるときに使うスプーンとは別に、本人が手で握ることができるスプーンを準備しましょう

7-8か月の赤ちゃん　Scene 4

## 知っておきましょう

ビタミンD欠乏による"くる病"のリスクが指摘されています。体内ではビタミンDは作られないので、骨や歯を強くするためにも、意識的にビタミンDが含まれている食材を離乳食に取り入れることが大切です。

主にサケやしらすなどの魚やキノコ（とくにマイタケ）、卵黄などに多く含まれているため、積極的に摂取を促しましょう。

また、適度な日光浴で皮膚からビタミンDが生成されます。日焼け対策をしながら適度に日光にあたる機会を持ちましょう。

**赤ちゃんのためのメニュー例**
しらす混ぜごはん／キノコのみじん切り入りハンバーグなど

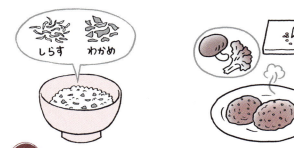

## 先輩ママの体験談

キノコが苦手だったので、細かくみじん切りにしてハンバーグなどに混ぜたり、干ししいたけの出汁を使ってスープを作るなど工夫して食べさせていました。

# 人見知り・後追いについて

### Q 人見知りが激しいのですが、心配はありませんか？

A：心配ありません！
視力が上がってきたり、他人の顔や表情、環境の違いを見分けられるようになったからこそ人見知りをします。むしろ「成長したのね」と捉えてあげましょう。

### Q 人見知りしないのがかえって心配です。

A：こちらもまったく問題ありません！
大人でも人見知りな方、社交的な方とさまざまですよね？　好奇心と恐怖心。人によってバランスは違います。これは赤ちゃんだって同じです。怖がりさんもいれば好奇心旺盛な子もいます。親と他者、環境の違いを理解できていれば問題ないのです。

### Q 人見知りはいつから始まっていつ頃まで続きますか？

A：目安としては生後6〜9か月頃から始まり、2〜3歳頃になると落ち着いてくることが多いと言われています。ただ、個人差がとても大きく人見知りの激しい子もいれば、ほとんど人見知りをしない子もいます。成長の過程でだんだんと和らいでいくものですので見守りましょう。

**心理士のワンポイントアドバイス（人見知り）**

身近な人だけに親しみを示してくれるのは、今だけの特権です！　思

7-8か月の赤ちゃん　Scene 4

う存分お子さんからの愛を独り占めしちゃいましょう。
また、ママパパが他の大人やお子さんと笑顔で話している姿を見て「ママがニコニコしてる！　この人は安全なんだ」と学んでいくようですよ。

## Q 赤ちゃんって、どうして後追いするのでしょうか？

**A**：それは成長したからです！
ママやパパなどいつも自分に愛情を注いでくれる人が認識でき、姿が見えなくなると不安を感じるからこそ泣いて姿を探し回ったりします。
これは特定の人の存在を理解し、近くにいないと「不安」という感情が芽生えてきた証です。立派な成長ですね。

## Q 後追いはいつから始まっていつ頃まで続きますか？

**A**：これも人見知りと同じくとても個人差が大きいです。
一般的には生後9～11か月頃から始まり2歳頃には落ち着くことが多いと言われています。ただ、とても個性が出るところです。後追いはしなかったというお子さんも意外と多いものです。

### 心理士のワンポイントアドバイス（後追い）

赤ちゃんの世界が広がる時期は不安がいっぱいで、安心できる人のそばにいたいもの。「頑張ってるのね」と見守ってあげて。
ただ、24時間追われる身でいる必要はないので、時々大人も好きなことをして過ごし、ママパパ自身の世界も大切にしてくださいね。

# ハイハイについて

## Q ハイハイとはどういうものですか?

**A**：赤ちゃんが床に「手のひら」と「膝」をついた四つんばいの状態で、お腹を床につけずに、腰とおしりを上げて前に進む動作のことをハイハイと言います。

赤ちゃんは、首すわりから寝返り、お座り、ハイハイと、頭から足の方向にかけて順番に運動能力が発達します。ハイハイを覚えると、赤ちゃんの行動範囲はさらに広がり、興味のあるものに自分から近づいていくことができるようになります。

ハイハイを始めることで腰や手足の筋肉の発達を促すことができ、立って歩くようになったときにバランスを取るためにも役に立つようになります。また寝返り・お座りの時期に比べて運動量が増えるため、体型が引き締まってくる子もいます。

## Q 赤ちゃんはいつ頃からハイハイを始めますか?

**A**：一般的に生後7～8か月頃ですが、赤ちゃんの発達には個人差があるため、生後5～6か月にハイハイを始める子もいれば、ハイハイをせずにつかまり立ちやひとり歩きをする子もいます。ハイハイを始める時期は、あくまでも一つの目安なためハイハイができないからといって過剰に心配する必要はありません。

ハイハイは、手のひらと膝を床につけるスタイルが一般的ですが、「ずりばい」や「高ばい」などもハイハイの一種とされています。

### ◆ ずりばい

赤ちゃんがうつ伏せの状態で、お腹を床につけたままほふく前進の

ように腕や足を動かして進む動作を指します。ハイハイを習得する少し前に見られる場合があります。

◆ **高ばい**

膝を床につけずに、肘と膝を伸ばした状態で進むハイハイで、四足歩行の動物のような姿勢で進む動作を指します。高ばいをしない子もいます。

◆ **背ばい**

仰向けのまま足の力だけを使って進む動作を指します。

## Q ハイハイをしなくても問題はありませんか?

**A**：ハイハイにもさまざまな種類があるように、赤ちゃんの成長の過程もさまざまです。赤ちゃんによってはお座りができるようになった後、ハイハイをせずにつかまり立ち、あんよができるようになる場合もあります。

## Q ハイハイは練習させた方がいいですか?

**A**：ハイハイができるようになる時期は個人差があります。ハイハイをする様子がなくても特別な練習をする必要はありませんが、赤ちゃんはまわりの人の様子を観察して真似をすることで体の動かし方を習得します。赤ちゃんの前でママやパパがハイハイのお手本を見せることで、興味を持って真似しようとする場合があります。楽しそうな姿を見せて、赤ちゃんの「やってみたい！」という気持ちを引き出してみるのも一つです。

## 先輩ママの体験談

〈その１〉
ハイハイができるようになってきた頃、子どもの目線の先に気になるものを置いて興味を引き、ハイハイをして取りに来てもらうという遊びをして一緒に楽しんでいました。遊び慣れたおもちゃより、おしりふきやテレビのリモコン、何の変哲もないビニール袋などの方がウケがよく、ニコニコしながらハイハイで寄ってきてくれていた思い出があります。大人からすると"え？ これの何がいいの？"となるものの方が赤ちゃんにとっては楽しいのでしょうね。

〈その２〉
ハイハイして自力でママやパパのもとに移動できるのが楽しいようで、ニコニコ笑顔で駆け寄ってきてくれた日々を昨日のことのように思い出します。あんよがなかなか始まらないと"いつから歩けるようになるんだろう"と心配になりがちですが、ハイハイは赤ちゃん時代にしか見られません。後悔のないよう、わが子のかわいい時間を楽しんでくださいね。

## ハイハイのときの事故について

### ◆ 誤飲に注意

赤ちゃんを自由に遊ばせるときは、家の中や赤ちゃんの周囲に危険なものがないかどうか確認しましょう。この時期の赤ちゃんは好奇心旺盛。何でも手にとってなめたり、口に入れたりするため、口に入る大きさのものは、床や棚、テーブルの上など赤ちゃんの手が届く可能性のある場所には置かないようにしましょう。→162ページ

7－8か月の赤ちゃん　Scene 4

### ◆ けがが心配

ハイハイができるようになると、赤ちゃんの行動範囲は一気に広がります。大人が少し目を離した間に、遠くまで移動をしていることがあります。テーブルの角やイスの脚などに頭をぶつけてけがをしないように、クッション材などで保護をしましょう。指やものを入れることで感電のおそれがあるので、コンセントにはカバーをつけるなどして対策を万全にしてください。コンセントカバーは赤ちゃんの口に入らないような大きなサイズを使用するといいでしょう。

### ◆ 水まわりの事故

赤ちゃんは、わずかな水でもおぼれてしまう危険があります。ハイハイでお風呂場までひとりで行けるようになると、まだつかまり立ちができていなくても、何かの拍子にひとりで浴槽に落下してしまう可能性があります。「浴室につながるドアを閉める」「浴槽や洗面器には水を溜めておかない」など水まわりの事故を防ぐ対策を心がけましょう。➡102ページ

またドラム式の洗濯機は誤って赤ちゃんが洗濯機の中に入ってしまうおそれがあります。使用していない間は、必ず扉を閉めておきましょう。チャイルドロックを普段から使用するのもおすすめです。

### ◆ お家の環境整備について

ハイハイをしている赤ちゃんが床に舞うほこりを吸い込まないように、こまめに掃除を心がけましょう。また、赤ちゃんが滑らないように床や廊下にプレイマットやラグを敷くこともおすすめです。よだれなどで汚れてしまうことも多いので、簡単にお手入れできるものを選ぶとよいでしょう。

洗面所やキッチン、お風呂場、階段など危険が多い場所には、ベビーゲートやフェンスなどを設置しておくと、赤ちゃんがハイハイし

ながらママやパパの後追いをしても、赤ちゃんの安全を守りながら家事を行うことができます。
寝返りやお座りの時期は、まだ赤ちゃんの行動範囲も狭いためお家の中で小物を飾ったりしているかもしれませんが、ずりばいやハイハイができるようになるとあっという間に行動範囲が広がり、おうちの中でヒヤッとする事故が起こりやすくなります。

また赤ちゃんの動きが少しずつ活発になると、お家の中で過ごすだけでなく支援センターや赤ちゃんの遊び場などに足を運ぶ機会も増えるかと思います。月齢が近いよそのお子さんのハイハイやあんよの様子とわが子を見比べて、成長発達段階の違いが気になってしまうこともあるかもしれません。赤ちゃんの成長ペースや個性は一人ひとり異なります。心配はいりませんので、まずはこれからさらに行動範囲が増えていく赤ちゃんが安全に清潔な環境でのびのびと遊ぶことができるよう、お部屋を整えて家族みんなで成長を見守っていきましょう。

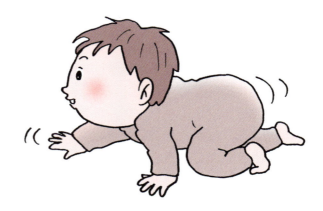

# Scene 5

# 9-10か月の赤ちゃん

指差ししたり、バイバイしたり、ハイハイから立っちへ。

髙木 優樹 先生

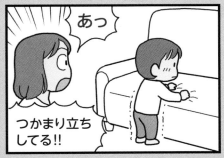

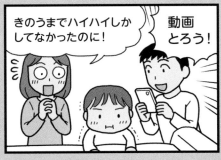

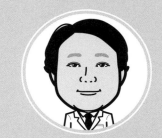

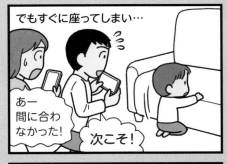

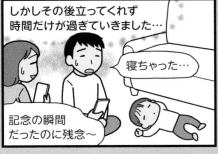

# 9-10か月の赤ちゃんについて

発語がたくさん増え、大人の言葉を理解し始める時期です。たくさん話しかけてあげましょう。
ママパパが大好きで、後追いや人見知りをする赤ちゃんが増えてきます。
行動範囲が広がり、より活発になって目が離せなくなってきます。窒息や転倒事故には注意しましょう。

## ◆ 離乳食について
3回食となりごはんのリズムが整ってくる時期です。

## ◆ お座りについて
支えがなくてもひとりで安定してお座りができるようになってきます。

## ◆ ハイハイについて
寝ている状態から自分で状態を起こしハイハイができるようになります。ハイハイをしない子もいます。

## ◆ つかまり立ちについて
手や足の力がついてきて、つかまり立ちができるようになります。

## ◆ 指先の発達について
指先の発達が進み、これまで5本の指を使ってつまんでいたものが、親指と人差し指など2本の指でつまめるようになります。より誤飲

9-10か月の赤ちゃん　Scene 5

の注意が必要です。→162ページ

◆ **反射について**
健診ではパラシュート反射（倒れた方に体を支えるように手が出る反射）を確認します。

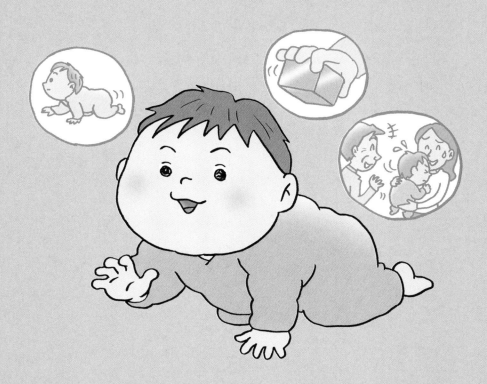

# 体重について

生後7か月頃から赤ちゃんの体重増加のペースは緩やかになるのが一般的です。生まれてすぐの赤ちゃんは寝ている時間が多く体力の消耗も少ないため、生まれてから生後3か月頃までは最も体重増加が著しい時期です。

生後6か月頃になれば寝返りが始まり、以降は徐々にずりばいやハイハイ、つたい歩きなど赤ちゃんの活動量が増えていきます。そのため体重増加は緩やかになっていくと考えられています。

また、9か月を過ぎると今までミルクや母乳がメインだった栄養が、離乳食メインに移行していく時期です。

**Q** 最近あまり体重が増えなくなってきました。
よく飲んだり、食べたりしているのですが……。

**A**：この時期はお座りの姿勢を取れるようになり、立ち上がったり、歩き始めたりと、消費カロリーが上がる時期です。そのため摂取カロリーのわりに体重が伸び悩むことは珍しくありません。よく飲んで食べていて、元気に過ごせていれば心配はありません。

98

9-10か月の赤ちゃん　Scene 5

# 転倒、転落

**Q** 子どもの転落とは、具体的にどんな事故なのでしょうか？

A：こんな場面に要注意です！

◆ 大人用ベッドやソファーからの転落
◆ 抱っこひも使用時の転落
◆ ベビーカーからの転落
◆ ベビーベッドやおむつ替え台からの転落
◆ 椅子やテーブルからの転落
◆ 階段からの転落や段差での転倒

**歩けるようになると**
◆ ベランダ等からの転落
◆ 窓や出窓からの転落
◆ ショッピングカートからの転落

**Q** 子どもが転んで頭を打ちました。大丈夫でしょうか？

A：まずは、落ち着いてお子さんを観察しましょう！
◆ 転んだあとお子さんがすぐに泣いて顔色が変わらない
◆ 泣きやんだあと元気に遊び始めた

このような場合は安静にしてお家で様子を見ても問題がないことが多いです。心配な場合は受診をしましょう。

**Q** 子どもが頭を強く打った場合、病院を受診した方がいいのはどんなときですか？

99

A：次のような場合は急いで病院へ行きましょう。
◆ すぐに泣かず、泣くまで数十秒の時間がかかった
◆ 顔色が悪く元気がない
◆ 出血がひどく深い傷がある
◆ 転んだ後しばらくして嘔吐が2～3回以上続いている
◆ ずっと眠っていて呼びかけに反応がない

心配があったら一度、医師の診察を受けましょう。

## Q 子どもが転んだり落ちたりした場合、何科を受診したらいいですか？

A：基本は「小児科」か「脳神経外科」がいいでしょう。クリニックの場合は小児科医の診察後、必要であればより詳しい検査（頭のCTなど）ができる病院をご紹介します。その他、出血をする深い傷がある場合には、傷を縫うことができる皮膚科や外科系の病院、眼のまわりを強く打った場合は眼科、腕や足を動かせないといった場合には整形外科等をご紹介する場合があります。

## Q 救急車を呼んだ方がいい場合はどんなときですか？

A：次のような場合は、迷わず救急車（119）を呼びましょう！
◆ お子さんの意識がない（反応がない）
◆ けいれんの症状がある
◆ 目は開いているが視線が合わずボーっとしている
◆ 繰り返し嘔吐している
◆ 傷があり、圧迫をしても出血が止まらない

まずはお子さんの耳元でお名前を呼びながら、肩を叩いて反応があ

## 9-10か月の赤ちゃん　Scene 5

るかを確認しましょう。

### 医師からのワンポイントアドバイス

受傷後に気になる症状や心配なことがある場合には、迷わず受診してください。お子さんの反応がない場合は、すぐに救急車を呼んでください。

*memo*

年　月　日

# 水まわりの事故

## Q 子どもの水まわりの事故はどんな場所で起こるのですか?

**A**：おうちの中では次の場所でとくに注意が必要です。

◆ お風呂
◆ 洗面所
◆ 洗濯機
◆ トイレ

その他、バケツや洗面器の溜め水も要注意です！　お子さんは5cm程度の溜め水でおぼれる危険があります。小さいお子さんがいるお家は基本的に"溜め水"は避けましょう！

## Q お風呂に入っているとき、赤ちゃん用の浮き輪を使っていれば安心ですか?

**A**：赤ちゃん用の浮き輪を使用していても絶対に目を離さないでください。

赤ちゃん用の浮き輪に、プカプカと気持ちよさそうに浮いている赤ちゃんはとてもかわいらしいですよね。

しかし浮き輪を使用していても悲しい事故が起こっています。見守りながら一時的に使用することはいいですが、大人が目を離す状況下での使用は避けるのがベストです。

## Q お風呂のときに一瞬だけお顔が水につかってしまいました。問題はありますか?

9-10か月の赤ちゃん　Scene 5

**A**：お水にお顔をつけたのが一瞬で、お子さんがすぐに泣いて反応したり、呼吸や顔色がいつも通りであればとくに心配はありません。様子を見てあげてください。

## Q 水まわりの事故で病院へ行くのはどんなときですか？

**A**：おぼれたお子さんを見つけたら、まずは呼吸の確認をしましょう。呼吸をしていなければ、すぐに人工呼吸をして救急車を呼びましょう。

なんとなく顔色が悪い、一時的に呼びかけへの反応が薄い、呼吸をしてないように感じた場合でも、発見時に呼吸の確認ができていればあわてなくて大丈夫です。体を拭いて洋服を着せてから近くの病院を受診をしましょう。

## Q 水まわりの事故、どんなことに気を付けたらいいですか？

**A**：事故予防のために以下のポイントをチェックしてみましょう。
◆ 付き添いの大人が洗髪中、お子さんが浴槽でひとりで過ごしていませんか？
◆ お子さんだけでお風呂に入ったり遊ばせたりしていませんか？
◆ 浴槽や洗面器、洗面所、洗濯機などにお水を溜めていませんか？
◆ トイレの蓋やドアはいつも閉まっていますか？
◆ 洗濯機の蓋は閉まっていますか？
◆ 洗濯機にチャイルドロックはついていますか？

103

# 離乳食後期について①

**Q** 食べさせようとすると拒否するので、毎回テーブルがすごく汚れてしまい大変です。

**A**：ママパパの苦労が目に浮かんできます。本人も悪気があるわけではありませんが、一生懸命作ったものを拒否されてしまうと大変ですよね。

上手に食べられなくても、手で持って口に運ぶという一連の動きは、自分で食べたいという気持ちを育てることにつながります。

休日など時間に余裕があるときに、本人の好きなようにやらせてみてください。汚したりこぼしたりしてもいいような環境を作って、ある程度は自由にさせてあげましょう。

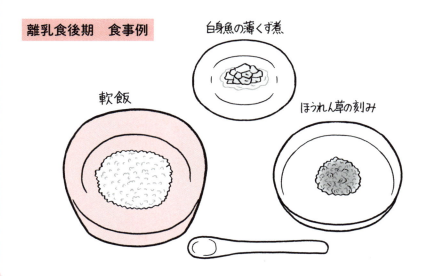

離乳食後期　食事例
白身魚の薄くず煮
軟飯
ほうれん草の刻み

## 9−10か月の赤ちゃん　Scene 5

 **赤ちゃんにやさしいケア**

◆ できれば、手づかみ食べを積極的にさせてあげましょう。食べ物を握ったり触ったりすることで、食べ物への関心・自分で食べる意欲アップにつながります。
◆ 好きなキャラクターがついている、または握りやすいなど、本人が気に入るスプーンを持たせてみましょう。
◆ 食事スペースの下にビニールシートなどを敷いておくと後片付けが楽になります。
◆ やわらかい食材を準備し、前歯でかじり取らせましょう。
◆ コップ飲みの練習を始めましょう。手持ち付きで小さく・軽く・割れにくいコップがおすすめです。

## Q なかなか手づかみ食べをしてくれません。

A：仮に手づかみ食べをしなくても大丈夫！　成長に影響はありません。もしかすると食べ物を触ったときの感触が気になって、手づかみ食べをしたくないのかもしれません。赤ちゃんによっては手づかみ食べをまったくせず、気付いたら自分でスプーンやフォークを使うようになる場合もあります。
本人のやる気が出るタイミングを気長に待ちましょう！

# 離乳食後期について②

**Q** よく噛まずに丸のみしてしまうのですが大丈夫でしょうか？

**A**：赤ちゃんの飲み込む力がついてきて食べるスピードが上がって
くると、次から次へと赤ちゃんの口にスプーンを運んでしまいがち
です。赤ちゃんの口に離乳食を入れるペースが早いとモグモグが追
いつかず、丸のみしやすくなります。また、具材がかたすぎる、や
わらかすぎる、小さすぎる場合も丸のみの原因になります。
赤ちゃんの月齢やお口の発達に合わせて、食事のペースやかたさや
大きさ、一口の量を加減してみましょう。
大人が向かいに座って見本を見せたり、「モグモグしようね」など声
をかけたりしながらモグモグの練習をしていきましょう。

**Q** 食べムラが見られるようになり、この間まで好んでいた
食材を吐き出すようになりました。何か対策はありますか？

**A**：9〜11か月になると、離乳食を食べる量や好き嫌いなどにもか
なり個人差が出てきます。本人が吐き出したり、泣いて嫌がるよう
な食材は無理に食べさせず、楽しく食べることを目的にしましょう。
主食・タンパク質・野菜の分野で苦手な食材に代わる別の食材を試
して好きな物を見つけていきましょう。

9−10か月の赤ちゃん　Scene 5

 **先輩ママの体験談**

この間まで好んで食べていたものなのに、それらを急に食べなくなってしまうと、代わりに何を作ればいいか悩みますよね。
わが家では子どもがお豆腐を急に食べなくなってしまったことがありました。代わりに大豆の煮物や油揚げのお味噌汁、それでもダメならお魚や卵など他のタンパク質！　といったように、お豆腐に代わって食べられる食材がないかを日々試して対応していました。時間をおいて久しぶりに食べさせると、意外とパクパクっと食べることもあります。ぜひ試してみてください。

*memo*

年　　月　　日

# 離乳食による窒息

**Q** 子どもに離乳食や幼児食を与えるとき、何に注意したらいいですか?

**A**：食事を与えるときに起こりやすい事故の一つに窒息があげられます。ものがのどに詰まると、急に顔色が悪くなり、よだれを垂らして苦しそうな顔をして声が出せなくなります。
窒息状態が続くと、たった数分で呼吸が止まり、心停止してしまう可能性があります。早急な対応が必要です。

**Q** もしも食べ物がのどに詰まって苦しそうにしていたら、どのように対応すればいいですか?

**A**：お子さんの苦しそうな様子やチョークサイン（下のイラスト参照）を見つけたら、直ちに119番をし、応急処置を開始してください。このとき、詰まっているものを取り除こうとして口の奥まで無理に指を入れ込んではいけません。

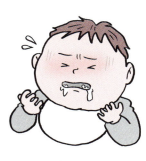

乳児

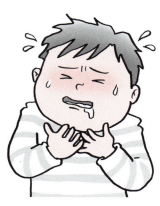

幼児

## 窒息時の対応方法

◆ **1歳未満の乳児**

まず救護者が膝を曲げ（もしくは椅子に座り）、太ももの上に子どもをうつ伏せに抱きあげます。

この体勢で、子どもの背中の肩甲骨の間のあたりを手のひらで5〜6回強く叩き、詰まった物を吐き出させます。（背部叩打法）

それでも窒息が解除できなかったり、意識がない場合は、子どもを仰向けに寝かせ、心肺蘇生と同じように左右の乳頭を結んだ線の中央で少し足側を、指2本で押します（胸部突き上げ法）。

◆ **1歳以上の子ども**

腹部突き上げ法（ハイムリッヒ法）を行います。

子どもの背中側から救護者の両手を回し、みぞおちの前で両手を組んで、勢いよく両手を絞ってぎゅっと押すことで、詰まった物を吐き出させます。

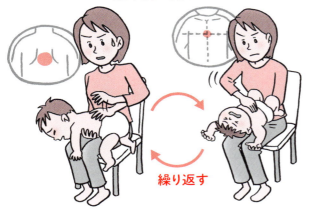
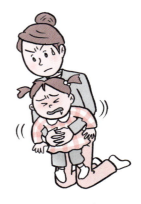

# 長引く風邪について

## Q ずっと風邪を引いているけれど、問題はありませんか?

**A**：子どもは大人と違って、体がまだまだ未熟で抵抗力が低いため風邪を引きやすいです。

また、保育園、幼稚園ではたくさんの子どもたちが密集していて、子ども同士の距離もどうしても近くなってしまうため、感染対策を行っていても風邪やウイルスをもらいやすくなってしまいます。

風邪などの症状がよくなった直後など、抵抗力がまだ完全でない状態で登園すると、新たに風邪をもらったりぶり返したりすることがあります。

ずっと同じ風邪やウイルスによって長引いているように見えても、実は治りかけで新たな風邪やウイルスをもらってしまっている、ということがあります。

入園して3か月くらいまでは風邪ばかりが続くことがありますが、だんだんと抗体ができ、風邪も引きにくくなってきます。

鼻水・鼻づまりなどの症状は放置していると中耳炎を引き起こしてしまうことがあるので、適度に鼻水の吸引（➡154ページ）や、鼻水をかむようにしましょう。

あまりにも長引く風邪は、一度受診してもらった方がいいかもしれません。

9−10か月の赤ちゃん　Scene 5

## 先輩ママの体験談

風邪を繰り返し引いていて心配になる気持ち、とてもわかります。園に通い始めたら、誰もが通る道です。風邪を繰り返して園を休んだり、早退でお迎えに行ったりするのが増えると、とても大変ですよね。
おうちでの環境作りや生活リズムなど、たくさんのことに気を付けているのは知っています。風邪にかかるのは仕方のないこと。何度も風邪やウイルスにかかりながら抗体を得て強くなっていくと知っておいてくださいね。

## 医師からのワンポイントアドバイス

生後6か月から1歳でお母さんからもらった免疫がなくなるため、乳幼児期は人生で一番感染症にかかりやすい時期です。多いときには年間10回程度風邪を引きます。また、一度の風邪で2〜3週間、咳・鼻水・鼻づまりなどの症状が続くこともあるので、症状があっても、よく食べ、よく眠り、元気にしていれば大きな病気ではないので、心配せず見守ってあげてください。

《赤ちゃんの成長記録》

お名前 [　　　　] **のはじめて**

＊毎日忙しくて、つい忘れがちだからこそ、成長の過程を残してください。

## ハイハイ

＿＿＿年
＿＿＿月＿＿＿日

## 立っち

＿＿＿年
＿＿＿月＿＿＿日

## おしゃべり

＿＿＿年
＿＿＿月＿＿＿日

## ごはん（自分で）

＿＿＿年
＿＿＿月＿＿＿日

## 公園

＿＿＿年
＿＿＿月＿＿＿日

## お絵かき

＿＿＿年
＿＿＿月＿＿＿日

## 絵本

＿＿＿年
＿＿＿月＿＿＿日

＿＿＿年
＿＿＿月＿＿＿日

＿＿＿年
＿＿＿月＿＿＿日

※自由に設定してね！　　　　※自由に設定してね！

# Scene 6

# 1歳の子ども

ママとパパの話すことがわかります。嫉妬心や独占欲も。

久保田 亘 先生

### 親の心子知らず

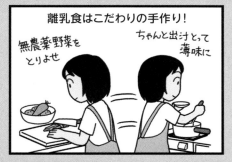

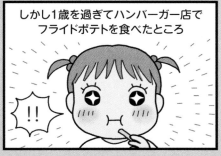

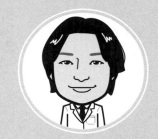

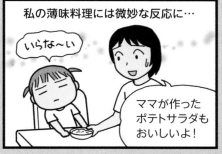

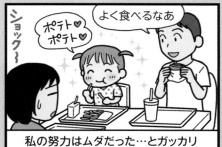

# 1歳の子どもについて

体重は生まれたときの約3倍になると言われています。コミュニケーション力がグンとアップします。どんどん話しかけることで、言葉の理解や発語にもつながります。

「好き」「嫌い」など自己主張がしっかりとできるようになってくるでしょう。

そしてママ、パパ、1年間本当にお疲れ様でした。 無事に1歳を迎えられたのはママパパのおかげです！

### ◆ つたい歩きについて

つかまり立ちができるようになると徐々につたい歩きができるようになります。早い子だと片手を離したり、数歩なら手を離して歩けることもあります。

### ◆ 言葉について

「おいで」や「ちょうだい」など大人の言葉を理解できたり、「バイバイ」や「こんにちは」など身ぶりを使ったコミュニケーションができるようになります。

少しずつ意味のある言葉を話せるようになります。

### ◆ 遊びについて

ひとり遊びが上手になったり、音楽に合わせて体を揺らしたり、さまざまなことができるようになってきます。

そのときどきの発達に合わせた遊びを取り入れられるといいですね。

1歳の子ども　Scene 6

◆ **離乳食について**
離乳食が完了期となり、ほとんどの食材が食べられるようになります。

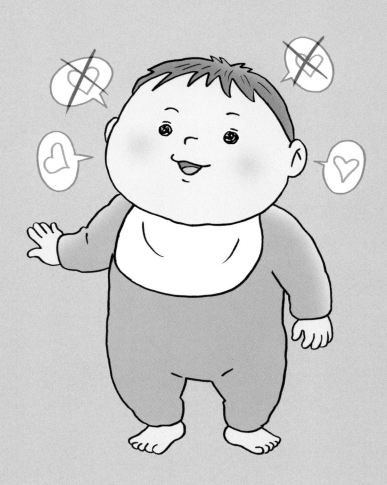

# 歩き始めについて

**Q** 1歳ですが、まだ歩きません。問題はありますか？

A：歩き始める時期は個人差がとても大きいものです。
1歳〜1歳2か月頃になると、立つのが安定してはじめの一歩が出る子が増えます。
好奇心旺盛なお子さんと慎重なお子さんとでは歩き始めの時期が異なるように、個人差が大きいものです。おおらかな気持ちで見守ってあげましょう。
1歳6か月を過ぎても歩かなくて心配であれば、クリニックに相談してみてもいいでしょう。

## 医師からのワンポイントアドバイス

1歳6か月健診では、「歩行」について診察することになっています。もしそのときに歩けない、歩けるが転びやすい、などあれば、その原因や対策を医師も一緒に考えますので、健診を受けてくださいね。もちろんワクチンのときなどに、かかりつけの先生に相談していただいてもいいと思います。
また、歩けるようになったら、足に合う靴を履かせてあげてください。デザイン重視や大きめサイズなど足に合わない靴を履かせていると、外反母趾や扁平足などといった足のトラブルの原因となることもあります。

1歳の子ども　Scene 6

## Q 歩くのを促すために何かできることはありますか?

**A**：お子さんは歩き始めるまでの「ハイハイ」や「つかまり立ち」の過程で必要な筋力を養っていくため、必ずしも歩く練習が必要というわけではありません。

そのため、お子さんが体を動かすことを楽しいと思える環境をつくるといいでしょう。

#### ◆ つかまり立ち、つたい歩き

安全につかまれるものを設置したり、転んだときに危なくないようにスペースをあけておきましょう。「立っちできてすごいね」などたくさん褒めてあげることで"動くこと""立ち上がること"が楽しいと感じることができるといいですね。

#### ◆ 立つ、歩く

お子さんの興味を引きそうなおもちゃを少し離れたところに置く、ママやパパが両手をつないで一緒に歩くなど、歩くことへの興味を引き出してあげることが歩く意欲につながります。

※歩き始めの時期は転倒、転落の事故が多くなります。 ➡99ページ

## Q 歩行器は使用した方がいいですか?

**A**：歩行器は使用しても、歩行に必要な筋力をつけることや、姿勢のコントロールができることにはつながらないため必須ではありません。おもちゃとして上手に活用するとよいでしょう。

**117**

# おしゃべりについて

## Q いつからおしゃべりするようになりますか?

**A**：1歳頃まではまだ意味のある言葉ではなく、喃語と言われる意味を持たない言葉を話すお子さんが多いです。

1歳を過ぎる頃から「ママ」「ブーブ」などの単語が少しずつ増えていきます。

言葉を話す以前に、お子さんと同じものを見たり、同じおもちゃに関わる時間もコミュニケーションの大事な第一歩です。

## Q 1歳過ぎてもおしゃべりしないのですが問題がありますか?

**A**：心配はいりません。話し始める時期には個人差があります!

まずは、焦らず大きな気持ちで見守ってあげましょう。

言葉が発達していくために必要な土台はまわりの人と、気持ちや状況を伝え合うコミュニケーション力です。

## Q 言葉をひき出すための言葉がけのコツはありますか?

**A**：赤ちゃんは少しずつ自分の体やまわりに存在するものに気付き、さまざまな体の動きや感覚に出会っていきます。

例えば、いろいろな食べ物を体験することで「おいしい!」「すっぱい!」「これは何か違った!」など、自分が声や表情で表現することで大人の対応が変わることを知っていきます。

そして、徐々に「この気持ちを外に出したい」が「誰かに伝えたい」に変化していきます。

お子さんの「伝えたい」を感じたときに、「おいしかったね」など

Scene 6　1歳の子ども

お子さんの伝えたかったことを代弁するように声がけをしたり、興味を持って見ているものを一緒に見て「あれは〇〇だよ」とさりげなく教えてあげてみてください。お子さんのテンポに合わせて、焦らずおしゃべりを楽しんでみましょう。

### 言語聴覚士からのワンポイントアドバイス

言葉の発達にはさまざまな土台やプロセスがあります。
言葉やお口の運動の発達は、環境やご本人の性格などさまざまな要因から個人差が大きく出やすい分野です。お子さんは生まれてから、大きな声で泣いたり、指をつかんだり、何かを一緒に眺めたり、指差しで教えてくれたり、言葉"ではない"コミュニケーションを少しずつ実践してきている真っ最中です。
そして、あるとき「自分で言葉のアクションをすると何かいいことが起きるかも!?」と気付き始めます。子育ての中で日々の成長を感じていると、「子どもの考えていることを知りたい！　こっちの言うこともどのくらいわかっているのかな？　もっとお話したいなあ」という気持ちが日に日に大きくなっていきますよね。
大人になった私たちは便利で速いおしゃべりに慣れているので忘れがちになってしまうのですが、お子さんはまだまだ体の動かし方やコミュニケーションを練習している段階です。
言葉が出始める前のプロセスを、ぜひゆっくりじっくり楽しんでください。

# 遊びについて

## Q どんな遊び方をしたらいいですか?

**A**：手先を使う遊びや、ごっこ遊びなどがおすすめです。0〜2歳は感覚でいろいろなものを確かめる感覚運動期と言われています。また、1歳になると指先の動きも発達してくるので、大人の真似ができるようになってきます。そして新しいものを見たり聞いたりして、鑑賞力や考える力を身につけるようになります。

同時に個性も出てくるので、お子さんが興味を示すもので五感を刺激できるような遊びがおすすめです。

次のような遊びはどうでしょうか？

◆ 手先を使うおもちゃ遊び

◆ ボール遊び

◆ おままごと

◆ 簡単な振り付けのある歌遊び体操……など

## Q 1歳になりました。どんなおもちゃを選んだらいいですか?

**A**：手先を使える積み木や、音が鳴るおもちゃ、お絵かきやスタンプもおすすめです。

誤飲や事故などを防ぐために、対象年齢をしっかり守っておもちゃを選びましょうね。

1歳頃になると好奇心が出てきて、いろんなことをやってみたくなります。その中で「好きなこと」と「嫌いなこと」がはっきりしてきます。

まわりの子と比べて、「うちの子は大丈夫かな？」と不安になること

1歳の子ども　Scene 6

もあるかもしれませんが、お子さんが好きだと思ったものでたくさん遊ばせてあげられれば大丈夫！　お子さんの興味や好奇心を引き出せるもの、好きなもので存分に遊ばせてあげましょう。また、ママパパも一緒になって遊んであげるといいですよ。

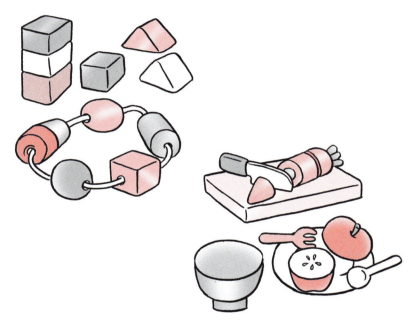

### 心理士のワンポイントアドバイス

お子さんが何を見て、何を手に取り、どう使うかを観察してみると意外なお子さんの"好き"が発見できるかもしれません。また、ちょっと視点を変えて、お子さんの遊びを実況中継したり、お子さんの動きや発声を大人が真似して見せるのも一つの遊びになりますよ。

# 卒乳と断乳

## Q 卒乳と断乳の違いは何ですか？

A：赤ちゃんが自然と飲まなくなることを「卒乳」、ママが期限を決めて授乳をやめることを「断乳」と言います。

## Q 卒乳のタイミングは、いつにしたらいいですか？

A：卒乳のタイミングについて正式に決まっているものはありません。ママと赤ちゃんの心と体の状況、離乳食・完了食の摂取状況などから時期を考えていきましょう。

## Q 1歳になります。卒乳か断乳をした方がいいですか？

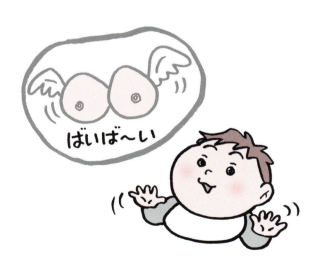

**1歳の子ども** Scene 6

**A**：年齢で卒乳や断乳時期を決める必要はありません。次のようなタイミングで卒乳や断乳をご検討ください。

◆ 離乳食の進みがよく、赤ちゃんの体重も良好に増えている
◆ ママが仕事復帰を控えている
◆ 次の出産を考えている
◆ 夜間授乳が多く、ママの体力が限界

**Q** 断乳はどのようにしたらいいですか？

**A**：悩んだら母乳ケアの専門職に相談するのが一番です！
とくに乳腺炎を起こしやすいお母さんは、独自の方法で行うとトラブルの原因になります。断乳に関して悩んだら、助産師さんに相談できる母乳育児相談室や産院などを活用しましょう。

**Q** 断乳をする際、気を付けなければならないことはありますか？

**A**：母子ともに負担が少なく進められるように、以下のことに注意しましょう。

◆ ストローやコップを用いて、水分を摂取する練習をする
◆ パパの協力を仰ぐ（寝かしつけやお風呂などを協力してもらう）
◆「今日でおしまいね」など赤ちゃんにもお話しする
◆ 断乳後、乳腺炎などおっぱいトラブルが起こりやすい時期を確認し、準備・対策をする（主に断乳直後は適度な搾乳で胸の張りを落ち着かせる必要があります）

**Q** 離乳食後期になりました。授乳回数は減らすべきですか？

**A**：離乳食後期・完了期を過ぎると食事から栄養を取れるようになり栄養面での母乳の活躍の場は減りますが、ママと赤ちゃんのリラックスタイム（心の栄養♥）として授乳しているママもいます。マ

123

マの負担がなければ本人がほしがるタイミングで飲ませてもかまいません。

## Q 母乳で虫歯になりますか?

**A**：母乳成分では虫歯になりません。磨き残しが虫歯の原因になるので歯が生え始めたら離乳食やミルクの後は歯磨きをしましょう。

## Q 妊娠中でも上の子に授乳はしていいでしょうか?

**A**：まずは産婦人科へ相談しましょう。妊娠経過が順調であれば続けていても問題はないと言われていますが、前回流産・早産だった、授乳するとお腹が張るなどの切迫流産・早産の兆候があるなど状況によって変わります。

---

**ばあばとじいじへ**

卒乳・断乳時期は各家庭の赤ちゃん、ママによってタイミングが異なります。あたたかく見守りましょう。ママが卒乳・断乳を進める中で、乳腺炎など急なトラブルに見舞われることもあるかもしれません。その場合はママと相談のうえで、ママと赤ちゃんのサポートをお願いします。

1歳の子ども　Scene 6

# 離乳食完了期について

## Q 加熱せずに牛乳を飲めるようになるのはいつ頃ですか？

A：まだ消化器官の機能が大人に比べ未熟なため、冷たい牛乳を飲ませるのは、1歳を過ぎてからにしましょう。

## Q フォローアップミルクは飲ませた方がいいですか？

A：フォローアップミルクは牛乳に不足している鉄とビタミンを多く含んでおり、牛乳の代用品として開発された食品です。必ずしも母乳やミルクをやめてフォローアップミルクに切り替える必要はありません。離乳食が順調に進まず、鉄不足のリスクが高い場合などに使用をご検討ください。

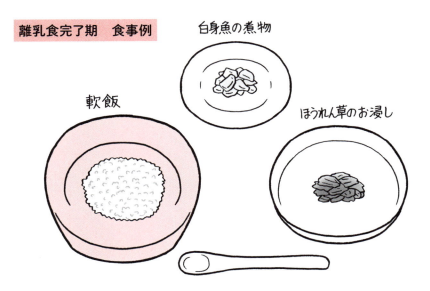

離乳食完了期　食事例
白身魚の煮物
軟飯
ほうれん草のお浸し

## Q 好き嫌いが多くて本人の気に入ったものしか食べません。

**A**：この時期の好き嫌いは、そのときの体調や気分によっても変わることが多いです。

特定の食べ物ばかりを食べたがったり、急に食べなくなったりを繰り返す場合がありますが、離乳期の好き嫌いは年齢が進んだときの「偏食」とは別のものです。複数回食べないことが続くからといって「嫌いな食べ物」と決めつけず、食べさせる日を変えたり、調理法、切り方、盛り付けなどを変化させてみましょう。

少しでも食べることができたらたくさん褒めることで、お子さんの食べる意欲を引き出しましょう。

## Q おやつは必要ですか？ どんなものをあげればいいですか？

**A**：お子さんの胃はまだ小さいので、3回の食事だけでは補えません。栄養を取る目的でおやつ（間食）を与えることが必要です。
そのため、おやつ＝甘いものである必要はありません。

**おすすめのおやつ**
おにぎり、いも類、牛乳、乳製品、果物など
※甘いお菓子やジュースなどは量・回数を決め、与えすぎないようにしましょう。

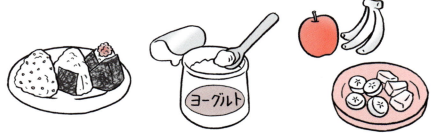

1歳の子ども　Scene 6

## Q おやつはいつ頃から与えた方がいいですか?

A：おやつ（間食）が必要になるのは、離乳が完了した1歳〜1歳半頃からです。朝・昼・夕の食事に影響のない程度の量にし、時間を決めて与えましょう。回数は1日1、2回程度です。

> **ばあばとじいじへ**
> かわいいお孫さんにはついつい何でもあげたくなるかと思いますが、おやつの内容やあげるタイミングはママやパパと相談してからにしましょう。

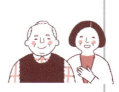

## Q 離乳食完了期以降はもう大人と同じ食事でもいいですか?

A：お子さんは、大人に比べて腎臓や消化器官の機能が未熟なため塩辛い食事や辛みなど、刺激が強い食事は体に負担がかかります。離乳食完了期以降も、しばらくは食材の素材の味を活かしたやさしい味付け（薄味）を心がけましょう。

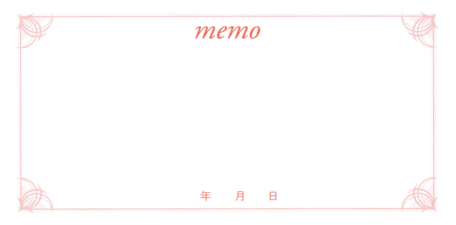

*memo*

年　月　日

127

# はじめての発熱について

「さっきまで元気だったのに、急にぐったりした！」「頬を真っ赤にして横になっているので、熱を測ったら40度だった！」という経験は子育てをしているとよく遭遇します。お子さんたちはぎりぎりまで元気に過ごすので、熱などの症状が突然出現することは日常茶飯事です。1歳くらいまではお母さんからもらった移行抗体に守られますが、この時期までになくなるので、風邪を引きやすくなります。でも、突然熱を出すと、不安になります。「高熱で頭がおかしくなるのでは？」などと考えます。また、赤ちゃんにとって生まれてはじめての熱のときはなおさら心配です。

では、熱ってなぜ出るのでしょう？

## Q 熱ってなぜ出るの?

**A**：かぜなどの感染症の場合、体の外からウイルスや細菌などの病原体が侵入すると、体は外敵から身を守るため（生体防御反応）体温を上昇させます（熱の産生＝発熱）。つまり、発熱はウイルスや細菌が体温を上げているのではなく、自分の体が、外敵と闘うために自ら体温を上げているのです。体温を上げることで、外敵と闘いやすい環境を作っています。

熱を上げるために、血管を縮めて（だから手足が冷たくなります）、筋肉をふるえさせ（体をプルプル、ガクガクさせます）、防御反応として必要な温度まで体温を上昇させます（発熱）。そして、白血球などのさまざまな免疫細胞が働いて、病原体と闘います。体温が高いと、体は病原体に対する抗体をつくりやすいし、病原体にとっても住みにくい環境なので、病原体の勢いは弱まり、病気は治っていき

1歳の子ども　Scene 6

ます。そして、病原体をやっつけたあとは、血管をひろげて汗を出し、体の体温をもとに戻します。
**発熱は外敵から自分を守るための大切な生体防御反応なのです!!**

## Q 熱が出たら、どうしたらいいですか？

**A**：高熱はとても心配です。お子さんたちも元気がなくなるので、本当に心配になります。夜になるとさらに心配は強くなります。「わっ！　熱高い、救急行かなきゃ」という気持ちになるのも無理はありません。
そこで、高熱を認めたときの救急に行くチェックポイントをあげます。

- ◆ 機嫌はどうですか？
- ◆ 水分、食事は取れていますか？
- ◆ おっぱい、ミルクは飲めていますか？
- ◆ おしっこは出ていますか？
- ◆ 眠れていますか？

高熱を認めても、以上のことができていれば、お子さんは十分にウイルスや細菌と闘う体力がありますので、あわてて救急病院を受診しなくても大丈夫です。とくに、夜でしたら、ひとまずご自宅で様子を見て、翌朝、かかりつけ医を受診していただければ問題はありません。

## 熱が出たときのホームケア

## Q 熱が出たら、家ではどのように対処したらいいですか？

**A**：以下にホームケア（自宅での看護方法）をご紹介します。

129

### ◆ 環境

まず、お子さんが過ごしやすいようにしてあげてください。

・体は熱いけど、手足は冷たく、唇の色が悪く、体はプルプル・ガクガクと寒そうにして、震えていたら？

→これは、熱の出始めの寒気、悪寒のときです。このようなときは、着る物や、掛け物を増やしてあげてください。また、室温も少し上げてください。

・手足ポカポカ、頬・耳も赤くなっているとき。汗が出ていたり、暑がるとき。

→体温が上がりきって、寒気は収まっています。このようなときは、室温を下げたり、着る物や掛け物も減らして、涼しくしてあげてください。体を冷やしていくのは、この段階からです。


### ◆ 体を冷やす

熱が上がりきって、体、手も足もポカポカ、頬・耳も真っ赤になったら、体を冷やすタイミングです。体を冷やして、熱を放散させます。

冷やす場所は首の付け根、脇の下、足の付け根、背中など、大きい血管が皮膚近くを通るところがいいでしょう。小さい保冷剤がおすすめです。保冷剤をハンカチやタオルでくるんで冷やす場所にあててあげてください。また、おしぼりで体を拭いてあげるのも効果的です。

ただし、お子さんが嫌がると逆効果ですので、嫌がらない程度に心地よく過ごせるようにしてあげることが大切です。冷やされることが嫌な場合は、室温を下げたり、衣服や掛け物を少なくするだけでOKです。

1歳の子ども　Scene 6

**赤ちゃんにやさしいケア**

市販の冷却シートをおでこに貼ると気持ちはいいのですが、体温を下げる効果はあまり望めません。とくに、小さい赤ちゃんは、寝ている間、冷却シートの位置がずれて鼻や口をふさいでしまい、窒息の危険性もありますので注意が必要です。冷却シートを貼る場合は、保冷剤と同じように、首の付け根や脇の下や背中、足の付け根がいいでしょう。

◆ **水分補給はしっかり**

お熱が高いときは、小さい体から水分がどんどん奪われて、脱水症状になりやすい状況になっています。その上、食欲もありませんので、ますます水分は足りなくなります。小さい子どもたちは、体の大部分を水分が占めているので、水分不足から脱水症状になりやすい体質です。ですので、水分はしっかり取らせて、脱水を予防しましょう。

嘔吐や下痢をしていなければ塩分のロスは少ないので、水分の種類は、麦茶、水、イオン水など何でもかまいません。また、常温にする必要もありません。

高熱で体は熱いので、冷たくしたり、氷などを口に含ませたり、またアイスなども気持ちよくて食べてくれるかもしれません。お子さんが気持ちよく飲んでくれるものをあげてください。

赤ちゃんの場合、母乳やミルクが飲めていれば十分です。赤ちゃんによっては、母乳やミルク以外の水分を嫌がることもありますので、無理に水や麦茶などを与える必要はありません。母乳やミルクで様子を見てあげてください。

水分が十分に取れていれば、食事が取れなくても数日は何とか頑張れますので、水分はしっかりあげてください。とにかく水分、水分！

◆ 解熱剤の目的
お熱が高いと「すぐ下げなきゃ！」という気持ちになります。お子さんも苦しそうですし、高い数字を見ると心配でたまらなくなります。先ほども書いたように、「発熱」は、ウイルスや細菌と闘うために必要な生体防御反応で、病原体をやっつけるためには必要なのです。そうはいっても、熱のせいで、食事や睡眠が取れず、夜も寝られない状況が続くと子どもの体もまいってしまいます。
そこで、お熱が高くて、水分や食事が取れない、機嫌が悪い、眠ってくれないようなときに解熱剤を使ってみましょう。

解熱剤を使う目安は、38.5度以上で、先にあげたような目的を満たすためにタイミングよく使ってください。1度使用したら、次の使用までは6時間以上の間隔をあけて、1日3回までが限度です。

**赤ちゃんにやさしいケア**

解熱剤は、お熱の原因に対する治療ではありません。また、病気の治療や合併症を防ぐ効果はありません。そのことは知っておいてくださいね。

# Scene 7

# 1歳6か月の子ども
歩いて、動いて、たくさん遊びましょう。

藤井 明子 先生

### 全人類通過儀礼!?

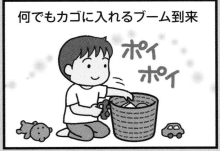

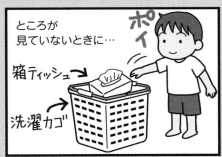

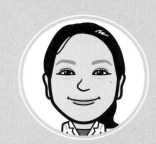

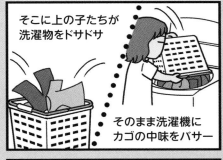

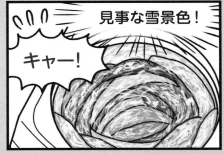

# 1歳6か月の子どもついて

赤ちゃんから幼児期への移行期にあたります。

## ◆ 身体的特徴

だいたい、下記のような身長と体重になり、前歯が生えそろい、奥歯が出てくる子もいます。

〈男の子〉
身長：75.6〜85.9cm
体重：8.70〜12.47kg
〈女の子〉
身長：73.9〜84.2cm
体重：8.05〜11.77kg
「乳幼児身体発育調査より（厚生労働省　平成22年）」

## ◆ 粗大運動（日々の生活に欠かせない基本動作）

この時期になってくると、ほとんどのお子さんが安定して歩けるようになってきます。

個人差は大きいですが、中には小走りができるようになる子もいます。多少の段差を上ったり、ジャンプができるようにもなってきます。

## ◆ 微細運動（手や指を使った細かい動作）

以下のような運動をするようになります。

・積み木を積む、何かに見立てて遊ぶ

1歳6か月の子ども Scene 7

・ボールを投げる
・クレヨンで線や大きなぐるぐるを描けるようになる
・ドアの開け閉めができる
・スプーンを使って自分で食べようとする
・水道の蛇口をひねる
・容器の蓋の開け閉めをする
・指先で力加減を調整する細かな動作もできる

## ◆ 心と言葉の発達

保育者と「どうぞ」や「ありがとう」などのやり取り遊びができる
ようになってきます。
そして、発語が盛んになります。
大人が言ったことを真似たり、
語尾だけ真似したりします。自
己主張が強くなってきます。

135

自己主張がさらにはっきりしてきます。大人の真似をして何でも自分でやりたがったり、すねる、嫉妬する、といった大人と同じ感情を表現するようになります。お店屋さんごっこ、お医者さんごっこなどの「ごっこ遊び」ができるようになります。歩くのも上手になり、中には小走りをする子も！　「ちょうだい」や「ポイして」など言葉を理解して行動できるようになります。

◆ **離乳食**
離乳食は1歳6か月頃で完了です。奥歯が生え始める子もいるので、大きいものでも食べられるようになります。丸い食品（ぶどう、トマトなど）は、吸い込むと窒息の原因になることがあるので、切ってあげましょう。
ほとんどの栄養を離乳食から取れるようになるため授乳がなくなる子もいます。

※1歳6か月は自治体による健康診査があります。受診するようにしましょう。

1歳6か月の子ども　Scene 7

# 偏食について

偏食とは、特定の食品をまったく口にしようとしない、もしくは特定の食品しか食べないことを指します。

**Q** どんなことが苦手なのでしょう。
どのように苦手意識を持つのでしょうか。

**A**：いくつかに分けて説明します。

### ◆ 味・食感・においが苦手？

子どもは大人よりも味覚に敏感なため、酸味や苦味の強いものや、変わった食感の食材、強いにおいの食材を嫌うことがあります。苦手な野菜は見た目がわからないように細かく刻んでハンバーグやチャーハンに混ぜてみたり、味付けや調理方法を工夫して、食べやすくなるようにしましょう。

### ◆ 見た目が苦手？

緑色の野菜や、かたちが不ぞろいな食材は避けられがちです。食べ物の見た目が原因で食べられないこともあります。工夫して、カラフルな盛り付けやキャラクターのかたちにすることで、興味を引くことができるようにしてみましょう。

### ◆ はじめて食べる食材は怖いことも

新しい食材に対する抵抗感も、苦手になる原因となることがあります。
私たち大人も、旅先ではじめて目にする食材が出てきたら食べるこ

**137**

とを少し躊躇しがちですよね。赤ちゃんだけに食べることを強要するのではなく、まずは親が一緒に食べておいしい反応をして見せることで、安心感を与えることができます。忙しい中でもなるべく家族で一緒に食卓を囲むことの大切さがわかりますね。

また、絵本や図鑑で食材を教える、キッチンで料理をするときに食材に触れさせる、などといった事前学習も効果的だと思います。一緒にお料理をして完成まで見守ると「ママとパパと一緒に作ったものだ！」ということがわかり、いつもは食べなくても今日は一口頑張ってみることにつながるかもしれません。

### ◆ 食べ物のトラウマ
子どもは食材に対して、トラウマを持つこともあります。過去に食べて嫌な思いをしたことが原因になります。
例えば、たまたま体調が悪くて、その食材を食べて吐いてしまったなどです。まわりのお友だちが特定の食材を食べることを強く拒否している様子を普段から見る機会があると、もともと食べられていた食材であっても避けるようになります。この場合、無理に食べさせず、時間をかけて少しずつ慣れさせることが大切です。
少しずつマイナスな感情を忘れられるように、あたたかく関わっていきましょう。

### ◆ 食べることに興味がない
食べること自体に興味がない場合もあります。テレビや遊びに夢中にならないように、食事時間や環境を整えることや、親がおいしいねーと言いながら楽しそうに食事をしているシーンをたくさん見せることなども大切です。

138

1歳6か月の子ども　Scene 7

栄養バランスや食事量など心配になるとは思いますが、それは大人も一緒です。"いつも朝はごはんを食べるけど、今日はパンの気分！"と感じる日や"今日は食欲がないから少なめにしておこう"など、自分で食べるものを調整することはありますよね。

赤ちゃんも、まだ言葉でうまく自分の気持ちを表現できない代わりに、スプーンを投げたりお皿をひっくり返したりと、親からすると一番困ってしまう方法で感情をぶつけてくることがあるかもしれません。ママもパパも人間。一生懸命作った食事を食べてもらえないと悲しい気持ちになりますよね。

この時期になると食事は1日3回、おやつは1、2回あります。つまり1日の中でカロリーや栄養を摂取するチャンスが1日5回もあります。ときにはおやつの割合が多くなることもあるかもしれませんが、1食食べなくても気にしすぎず長い目で見守るようにしましょう。離乳食期・完了期は赤ちゃんの食べ具合によって一喜一憂しがちですが、おおらかな気持ちで家族団らんをし、楽しい食事時間をもつことが大切です。

 先輩ママの体験談

〈その1〉
上の子がかぼちゃペーストと、白米、一部のフルーツ、ベビーおやつしか食べない時期が数か月ほど続いたことがありました。栄養が偏らないかが心配でしたが、無理に食べさせようとするとスプーンを投げて食事を拒否されるので精神的にきつく、あきらめて本人が

139

好きなものをしばらくあげていました。保育園にも通っていたので「家で食べなくても外で食べるからOK！」と自分に言い聞かせてやり過ごしました。下の子は上の子と正反対で何でもモリモリ食べるタイプだったので、同じように育てていても結局その子次第で、個性なんだと納得しました。

〈その2〉
緑のお野菜を全然食べてくれなくなったので、細かく刻んでハンバーグに混ぜて出すようにしたところ、ハンバーグ＝緑の野菜が混ざっているものと学習したようで、その後一切ハンバーグを食べてくれなくなりました。栄養バランスに注目しすぎた結果、子どもの嫌いなものを増やしてしまってよくなかったなと反省した出来事です。カレーやハンバーグなどに野菜を混ぜて入れるのはテッパン技ではありますが、あまりやりすぎると逆効果なためご注意ください。

〈その3〉
1歳過ぎからとにかく牛乳、白いごはんと納豆しか食べてくれなくなった息子。当初はいろいろと食べてもらえるよう食事を工夫して奮闘しましたが、一切食べてくれませんでした。相当へこみました。小児科に相談したら「それしか食べないならしょうがない！ 今はそれでいきましょう」と言ってもらって気が楽に。運動量を増やしてみたら？ というアドバイスをもとに体操教室へ行き始めてから徐々にフルーツやおかずなど食べてくれるように。今はもう小学生、何でも食べます！

1歳6か月の子ども　Scene 7

# 言葉について

## Q 言葉が少ないのが気になります。

**A**：1歳6か月になると、「ママ」や「パパ」など、意味のある単語を3つ以上話せるお子さんが増えてきます。

ただ、言葉の発達は個人差が大きいので、まだ単語を話せなくても心配いりません。

「おいで」や「ちょうだい」などの言葉だけの指示を理解して行動できたり、表情が豊かでまわりの人に興味を示したりしていれば、2歳まで様子を見ましょう。

もし、言葉が少ないかな？　と気になるようでしたら、お子さんに話しかける機会を増やしたり、お子さんの言葉を真似てあげたりすることで、言葉の発達を促すことができます。

具体的には、以下のようなことを行ってみてください。

◆ お子さんの気持ちを代弁してみる──「○○ちゃん、これほしいんだね〜」
◆ あなた自身の気持ちを言葉で表現する──「ママ、うれしい！」
◆ お子さんの言葉を繰り返す──「ブーブー、だね！」
◆ 簡単な言葉で話しかけて、会話のモデルを示す──「ワンワン、大きいね！」

2歳になっても言葉が増えてこないようでしたら、ご相談ください。

141

# かんしゃくについて

## Q かんしゃくを起こすのは、何が原因なのですか?

**A**：小さなお子さんは"言葉"で自分の気持ちを十分に表現できないもどかしさから、大声で泣いたり、手足をバタつかせるなど、いわゆる「かんしゃく」を起こすことで自分の思いや意思を伝えようとしています。
まだ言葉を話せないお子さんにもさまざまな感情があります。
言葉は心より遅れて発達してくるため、その結果かんしゃくが起きてしまいます。つまり心が順調に成長している証拠とも考えられます。

## Q かんしゃくを起こしたらどうしたらいいですか?

**A**：まずは危険がないように見守りましょう。

◆ かんしゃくの裏にはどのような感情が隠れているのでしょうか。思い通りにならない悔しさや、悲しさ、何をしたかったのかに寄り添ってみましょう。
◆ どうしても止まらないときには気をそらすのも一つの方法です。場所を変える、接する人を変えるのもいいでしょう。
◆ ぎゅっと抱っこして、落ち着いたら褒めてあげましょう。
◆ 空腹時、眠いとき、環境が急に変化したときはかんしゃくを起こしやすくなります。

142

1歳6か月の子ども　Scene 7

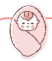
**赤ちゃんにやさしいケア**

感情がピークのときはそっと見守り、少し落ち着いてきたら声をかけたり、抱っこしたりと気持ちに寄り添うと効果的です。

## Q かんしゃくを起こすのは愛情不足のせいですか？

**A**：愛情不足ではありません。
愛情をもって接していてもかんしゃくは起こるものです。一般的に5歳頃には収まってくる傾向にはあると言われています。
いろんな対応をしていても、一度泣き始めてしまうと、気持ちの切り替えに時間がかかってつらいなど、心配があるときは小児科医に相談してみてくださいね。

### 医師からのワンポイントアドバイス

2歳くらいになると、自我が芽生え「いや」「だめ」などの否定的な言葉や行動が増え、"イヤイヤ期"と呼ばれます。イヤイヤ期もかんしゃくも、幼児期にはよく見られます。イヤイヤ期は、1歳半から3歳くらいまでの期間に顕著になり、言葉の発達とともに落ち着いてきます。かんしゃくは、3歳以降も続くこともあり、感情のコントロールの未熟さが原因です。成長とともに落ち着いてくることもありますが、長時間続くことで、お子さんも、親御さんも疲れてしまうと相談されることもあります。心配なときには、小児科医に相談することをおすすめします。

# 指しゃぶりについて

## Q どうして指しゃぶりをするのですか?

**A**：生まれて間もない赤ちゃんは、まだ自分の体の使い方がわかっていません。毎日体を一生懸命動かす中で大きな動き（寝返り、うつ伏せなど）ができるようになると、今度は指先や足先を使った動きを練習するようになります。そして、自分の手の存在に気付いて、動かしてみたり、口に運んで感触を楽しむ練習を始めます。

## Q 指しゃぶりする子としない子がいるのは、どうしてですか?

**A**：ズバリ、それは個性です。右利きの子や左利きの子がいるように、指しゃぶりの左右差にも好みが出ることがあります。見守ってあげてください。

## Q 手洗いしてないのに、指をなめて大丈夫でしょうか?

**A**：お外に出て何かものを触ったあとに指を口に運ぶ様子があると、感染症流行時期などはとくに気になってしまいますよね。指しゃぶりが原因で病気になることはほとんどありませんが、気になるようであればハンカチやウェットシートなどで拭き取ってあげましょう。

## Q このまま癖になってやめられなくなりますか?

**A**：指しゃぶりは母乳や哺乳瓶を吸う仕草に似ているので、赤ちゃんは指しゃぶりをすることで安心感を感じているとも言われています。自分の思いを言葉や動きで伝えられるようになると自然としなくなります。無理にやめさせなくても問題ありません。しばらく様

1歳6か月の子ども　Scene 7

子を見てあげてください。

## Q 歯並びが悪くなるって本当ですか?

A：大きくなるとともに吸う力も強くなり、歯並びに影響を与えることもあります。
3歳頃を目安に少しずつやめさせるようにしましょう。ただ、赤ちゃんにとって今まで習慣づいている指しゃぶりを急にやめさせるのは至難の業です。手遊び歌や両手を使う遊びを取り入れてみましょう。別の遊びで楽しむ中で、指しゃぶりへの関心が少しずつ薄れて無理なく卒業できるといいですね。

## Q 指しゃぶりをしすぎて指の皮がむけてきました。大丈夫でしょうか?

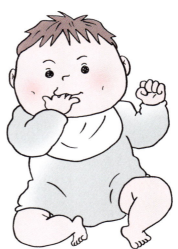

A：とくにお気に入りの指があると、吸いすぎてしまい指の皮が一部がふやけてしまうこともあるかもしれません。ただれが見られたり、おもちゃを触るときに痛がる様子がある場合は、受診をして医師に相談してみましょう。

---

**ばあばとじいじへ**

赤ちゃんは愛情が足りてないから指しゃぶりをするのではなく、安心感を得るために行っているだけです。見守ってあげてください。

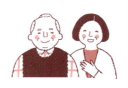

145

# 子どもの便秘について

## Q 便秘とは、どのような状態のことですか?

**A**：便秘とは便が長い時間出ていないか、出にくいことを言います。週に3回より少なかったり、5日以上出ない日が続けば便秘と考えられます。また、毎日出ていても、出すときに痛がって泣いたり、肛門が切れて血が出るような場合も便秘と言えます。

乳児と違って、この時期の子どもの便秘は、さまざまな要因があります。食物繊維の不足などの食事の内容や、うんちを我慢することなどの心理的な要因、トイレットトレーニング、環境の変化などです。

## Q うんちのときに子どもが苦しそうです、これは便秘でしょうか?

**A**：ほとんどのお子さんは3日に1回以上のうんちが出ることが多く、4日以上うんちが出ないと、お腹が張ったりくずったりします。

お腹が張っていたり（ガスが溜まっている）、おならはよく出るのにうんちが数日なく苦しそうなときは受診を検討したり、お薬を使ってあげましょう。

## Q 便秘は繰り返しますか?

**A**：子どもの繰り返す便秘は悪循環になりやすく、早めの解消がおすすめです。

お子さんはかたい便を頑張って出すことで、痛みを感じたり、おしりが切れて出血することを経験します。この経験が繰り返されることで、排便に対する恐怖や不安な気持ちが大きくなり、うんちを我

1歳6か月の子ども　Scene 7

慢してしまい便秘が繰り返されるのです。

## Q 子どもの便秘の薬にはどんなものがありますか？

**A**：お子さんに使用されるお薬の多くは便をやわらかくして出しやすくしてあげるタイプです。また、腸の動きをよくする座薬タイプのお薬もあります。その他、即効性があるのは薬液を腸に直接注入する浣腸です。

## Q 子どもなのに毎日お薬を飲んでも大丈夫でしょうか？

**A**：便秘の症状が軽い場合は、食事や運動習慣を見直すことで改善することができます。しかし、十分な効果が得られない場合には、お薬を使った方が有効な場合があります。便秘のお薬は安全性が高いものが多いです。便秘の症状を長引かせてつらい思いをするよりは、お薬を上手に使いましょう。

うんちの悩みは赤ちゃんの数だけさまざまです。
「便秘くらいで受診なんて」や「便秘はたいしたことない」——そんなことはありません。便秘でクリニックを訪れるお子さんはとっても多いのです。便秘で困ったら、ぜひクリニックへご相談ください。

## トイレットトレーニング

親御さんとしては、早くお子さんのおむつが外れてほしいと思うものです。しかし、トイレットトレーニングは無理のないように進めましょう。うんちを漏らしたり、トイレでうまくできなかったネガティブな経験は、トイレでうんちをすることを我慢してしまう原因にもなりかねません。便秘があるお子さんは、事前に治療を行い、排泄習慣が整ってからトイレットトレーニングを始めましょう。

147

# きょうだいについて

**Q** 妊娠中、上の子にはどのように接したらいいでしょうか?

**A**：上のお子さんとの時間を大事にし、甘えさせてあげましょう！
例えば、スキンシップを取りお腹を触らせてあげながら赤ちゃんが
いることを伝え、お兄ちゃん、お姉ちゃんになることを教えてあげ
ましょう。
わがままを言ってきたり、すねたりと、赤ちゃん返りがあるかもし
れませんが、それは上のお子さんの不安な気持ちの表れなので、し
っかり受け止めてあげましょう。

**Q** きょうだいでおもちゃなどの取り合いをしてばかりいます。

**A**：きょうだいげんかは社会性やコミュニケーションの力を育てる
大事な経験です。けんかはダメと決めつけずにコミュニケーション
を学んでいると思って見守ることも一つです。
ただしけがをしそうな場合は、なぜあぶないことなのかをきちんと
説明して止めましょう。
きょうだい同士のおもちゃの取り合いは、「どうぞ」を学ぶファース
トステップです。

**Q** 上の子ばかりに厳しくなってしまいます。

**A**：みんな平等なんてむずかしいですよね。 お兄ちゃん、お姉ちゃ
んだからとつい厳しくなってしまいますが、子どもはみんな子ども
です。 上のお子さんも頑張っています。たまにはママやパパを独占
させてあげましょう。 2人きりになる時間を作ってあげるのもよい

148

1歳6か月の子ども　Scene 7

かもしれません。

**Q** きょうだいげんかで暴言や暴力が起きそうです。

**A**：けがさえしなければ、大丈夫！　くらいの気持ちでOKです！　きょうだいげんかを通じて、「痛み」や「嫌だ」という気持ちがわかるようになります。きょうだいげんかは必ずしも悪いことではないと思って、どこで介入するかだけしっかり判断しましょう。

### 医師からのワンポイントアドバイス

下のきょうだいができると、下の子に手がかかってしまい、上の子のことが後回しになってしまうことも多くなりますよね。
子どもが増えればやることが多くなるのは当たり前。だからこそ家族や友人のサポートが大切です。ママパパが頼れる人に力を貸してもらい、上の子にも愛情をたっぷり注いであげましょう。
きょうだいであっても、それぞれ個性があり、性格は違います。年齢によっても変わってくるものです。きょうだいで比較はせず、よい一面としてその子をあたたかく見守ってあげましょう。

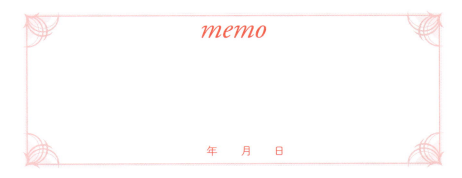

*memo*

年　月　日

149

《赤ちゃんの成長記録》
# 1年でこんなに大きくなりました

新しい家族が増えて、あっという間に1年が経ちました。
ここで少しだけこの1年の子育てを振り返ってみませんか。
この1年で感じたこと、考えたこと、
そして、これからの未来への希望を言葉にして残しておきましょう。

### 生まれたとき
身長 ＿＿＿＿＿cm
体重 ＿＿＿＿＿kg

### 1歳のとき
身長 ＿＿＿＿＿cm
体重 ＿＿＿＿＿kg

### ☺ ほっこりしたこと

### ☓ たいへんだったこと

### ありがとう♡

＿＿＿年＿＿月＿＿日

150

# Scene 8

# すべての赤ちゃんへ
基本的なことを知って焦らず、マイペースで。

三井 俊賢 先生

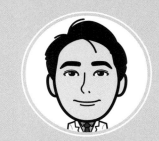

### 真夜中のドライブ

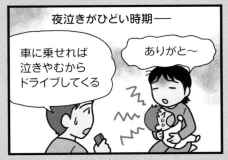

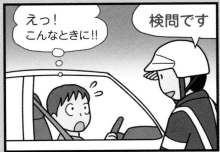

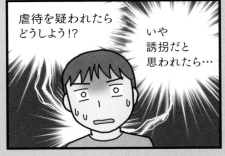

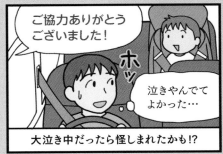

# 睡眠について

## Q 赤ちゃんはどれくらい寝るの?

**A**：睡眠時間は月齢によっても大きく異なります。
おおまかな目安として以下の表を参考にしてみてください。

| 月齢 | 理想的な平均 | お昼寝の時間 | 夜の睡眠時間 |
|---|---|---|---|
| 新生児〜3か月 | 生後4〜6週間は16〜18時間その後は15〜17時間 | 母乳を飲む赤ちゃん：2〜3時間 ミルクを飲む赤ちゃん：3〜4時間 | 夜と昼の睡眠時間は半分ずつ |
| 生後3〜6か月 | 14〜16時間 | 1回のお昼寝は2時間程度 お昼寝回数1日3回ほど | 授乳のために目覚めるが8〜9時間睡眠 |
| 生後6〜12か月 | 12〜14時間 | 1回のお昼寝は30分〜2時間程度 お昼寝回数1日2〜3回ほど | 授乳のために起きることは少なくなり、8〜9時間まとめて睡眠 |
| 1歳以上の幼児 | 12〜14時間 | 1回のお昼寝は2〜3時間程度 お昼寝回数1日1〜2回ほど | 10時間 |

すべての赤ちゃんへ　Scene 8

## Q 全然寝ない／うちの子寝すぎじゃないかな?

**A**：睡眠時間や回数はその子によって違います。日によっても「今日はよく寝るな」ということもあります。大事なのは、赤ちゃんのリズムに合わせて環境を整えてあげることです。

### 先輩ママの体験談

◆ せっかく寝たのに布団に置いたら起きちゃった。
よく言われる背中スイッチ。個人的な経験談ですがスイッチはお腹にあり！　布団におろすときは最後までお腹を離さず、眠ったのを確認してからそっと離れます。最後は赤ちゃんの手をお腹に添えて。これでばっちり。赤ちゃんにも個性あり。その子のスイッチはどこか探してみるのも楽しいものです。

◆ 赤ちゃんがウトウトしたら、完全に寝入る前に布団におろして"布団で横になってから寝る"ことを習慣づけましょう。

◆ 眉間やこめかみを指で撫でる、抱っこをしながらスクワットをするのもおすすめです。

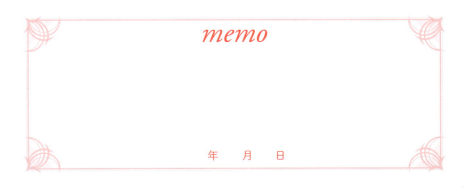

*memo*

年　　月　　日

153

# 鼻吸引について

## Q 鼻吸い器はいつから赤ちゃんに使えますか？

A：吸引器（鼻吸い器）は生後すぐに使えるものが多いです。
生まれてすぐの赤ちゃんは鼻をかむことができないため、必要なときは鼻水を吸ってあげた方がよいでしょう。
吸引器（鼻吸い器）によって使用できる月齢が違うので確認してから使用してください。

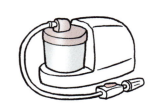

## Q どんな鼻吸い器がおすすめですか？

A：電動のものと手動のものがあります。
電動の方が吸引力が強く素早く吸うことができます。
手動は吸引力は電動に比べ弱いですが、コンパクトで持ち運びに適しています。価格も安く音も静かです。
口で吸い上げるタイプもありますが、力強く吸いすぎるとママやパパの口に吸った鼻水が入ってしまうことがあるため、衛生的ではありません。

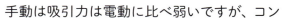

## Q 鼻水は家で吸った方がいいの？

A：赤ちゃんは鼻呼吸をしているので、鼻がつまると母乳やミルクをうまく飲めなかったり眠りが浅くなってしまいます。
鼻吸いには1日何回という決まりはありません。赤ちゃんの鼻づまりが気になったときには鼻水を吸ってあげましょう。

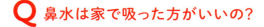

すべての赤ちゃんへ　Scene 8

鼻吸いのおすすめタイミングはお風呂上がりです。かたまった鼻水やどろっとした鼻水が取りやすくなります。

## Q うまく鼻水を吸うポイントは何ですか？

A：以下を参考にしてみましょう。

◆ 頭をしっかり固定しましょう
◆ チューブを鼻に当てるときは、角度は鼻に対して直角になるようにしましょう
◆ 鼻水が溜まっているところを探し、何回か繰り返し、よく出るところを見つけてあげましょう
◆ しばらく鼻の下に蒸しタオルを置くと鼻水がやわらかくなり、吸いやすくなります
◆ 頭を少し高くしてあげましょう

＊タオルなどを使用して少し傾斜を作ってあげると鼻が通りやすくなることもあります。

## Q 鼻水を吸ったときに鼻血が出たらどうしたらいいですか？

A：風邪を引いているときは鼻の粘膜が炎症を起こしているので、少しの刺激で出血しやすい状態になっています。出血したときは鼻翼（小鼻の部分）を10分ほど抑えてあげてください。ママ、パパが気を付けていても出血してしまうことはあります。あわてずゆっくり対応しましょう。

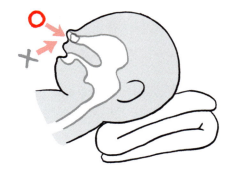

# 受診の目安について

### Q 風邪を引いたときの受診の目安は？

A：下記の症状が一つでも当てはまったら受診してください。
- 食事や水分が取れず、おしっこの量や回数が少ない
- ぐったりしている、顔色が悪い
- 繰り返し嘔吐がある
- 呼吸が苦しそう、咳がひどく眠れない
- 4日以上続く発熱
- 月齢3か月未満での発熱

上記に当てはまることがなくても心配な様子があれば受診してください。受診すべきか悩んだり迷ったときには、遠慮なくクリニックにお問い合わせください。

### Q 発熱後すぐに感染症の検査はできますか？

A：PCR検査や抗原検査など種類や方法によって異なります。検査のタイミングや実施の必要性は医師の判断となりますので、診察の際にご相談ください。

### Q 受診するときの持ち物は？

A：診察時の持ち物は下記を用意しましょう。

- マイナンバーカード（または保険証）
- 医療証
- 診察券

すべての赤ちゃんへ　Scene 8

お薬手帳・母子手帳は、他の病院での薬を確認したり、これまで大きな病気にかかったことがあるか、予防接種の接種歴などの確認ができるので、あるとよりいいでしょう！

## Q どこにかかったらいいのか迷ったときは？

A：こんな症状だったら、以下の科にかかりましょう。
耳の痛み、耳を気にする様子、耳垂れ→耳鼻科
風邪症状を伴わない目の症状→眼科

何科にかかってよいかわからないときは、まず小児科を受診してください。適切な科への受診をお手伝いします。

## Q 熱が40度もあります。今すぐ受診した方がいいでしょうか。

A：熱が何度かというよりも、お子さんの様子に目を向けてみてください。ミルクの飲み具合、おしっこの回数・量など、いつもと違う様子があれば受診しましょう。
意識もはっきりしていて、熱以外の症状がなければ、急いで受診する必要はありませんが、心配なときはクリニックにご相談ください。

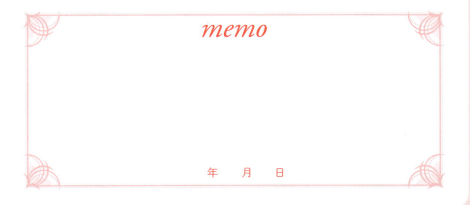

# 薬の飲ませ方について

## Q 薬の種類によって効果は違いますか?

**A**：シロップと粉薬は見た目は違いますが、効果の差はありません。シロップは甘くて比較的飲みやすい、粉薬は保存しやすい、座薬は吐き気や高熱で薬が飲めないときにも使用できるなど、それぞれメリットがあるので、お子さんの年齢などによって先生と相談してみましょう。

## Q 薬をうまく飲めません。どうしたらよいですか?

**A**：いろいろ試してみましょう。 薬によって味が違います。
苦かったり、溶けにくかったり……薬を何と一緒に飲ませるかで苦味を抑えられたり、飲みやすくなることもあります。

### ◆ シロップの場合
スポイトや乳首、スプーンなど飲ませやすい方法で少量ずつ飲ませてみましょう。

### ◆ 粉薬の場合
水で溶かしてシロップ状にしてみたり、少量の水で練り団子状にし、頬の裏にくっつけてから水分とともに飲ませる方法があります。
ミルクや離乳食に混ぜると全部飲めなかったり、ミルクやその食材が嫌いになってしまうことがあります。どうしても飲んでくれないときは少量のミルクや離乳食に溶かして飲ませ、そのあと薬を溶かしていないミルクや離乳食を与えてみましょう。
薬剤師やクリニックスタッフと確認し、薬と混ぜていいものがある

158

すべての赤ちゃんへ　Scene 8

かどうか、飲み合わせなどを相談しましょう。

**Q 解熱剤を使うタイミングはいつですか？**

A：決まりはありません。
だいたい38.5度以上を目安に使用することが多いと思います。ぐったりして辛そうなら使ってあげましょう。逆に39度でも元気があれば使わなくても大丈夫です。（解熱剤の目的→132ページ）

**Q 座薬をおしりから入れたら、すぐうんちが出てしまいました。もう一度座薬を入れた方がいいですか？**

A：入れた直後に座薬がそのままのかたちで出てきてしまった場合は、新しい座薬を入れても構いません。かたちが残っていなければきちんと体に吸収されているので問題ありません。

### 医師からのワンポイントアドバイス

種類が異なる座薬を使用する場合、薬の効果が十分に出ないことを避けるため、投与する順を確認したり、座薬どうしは30分以上あけて投与するようにしましょう。

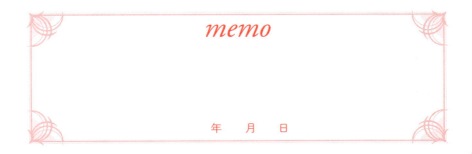

*memo*

年　月　日

# やけどについて

**Q** 赤ちゃんのやけどは、どんなときに起こりやすいですか？

**A**：お子さんのやけどはおうちの中、とくにキッチンやダイニングで起こりやすいです。

**Q** 実際のやけどはどんなときでしょうか。

**A**：多くが下記のような場合です。

◆ テーブルの上に置いてあった電気ケトルのコードに子どもが足をひっかけ、電気ケトルが倒れて熱湯がかかった

◆ テーブルの上で倒れた汁物・熱い飲み物などがこぼれ、テーブルの下にいた子どもにかかった

◆ 子どもがウォーターサーバーにつかまり立ちをした際に、チャイルドロックが解除され、お湯が流れ出しやけどした

**こんなときに注意しましょう**

◆ 味噌汁やカップ麺などの熱い汁物

◆ 熱い飲み物（入れたてのお茶、コーヒー）

◆ ヘアアイロン、ケトル、ポット、炊飯器の蒸気、グリル

◆ ホットプレート、アイロン、暖房器具、加熱タイプの加湿器など

**Q** やけどをしたら、どうしたらいいですか？

**A**：まずは落ち着いてください。焦らず、とにかく冷やしましょう。やけどは軽く見えても流水で冷やすことが基本です！（最低5分間）。しっかりと冷やすことで痛みの引きも早くなります。お洋服を着た

すべての赤ちゃんへ　Scene 8

ままのときは、無理に脱がさずにお洋服の上から冷やしてください（市販のシートタイプの冷却材や保冷剤は使用しないで‼）。

## Q 病院へはすぐに行った方がいいのでしょうか？

A：やけどは軽く見えても受診がおすすめです。できれば皮膚科もしくは形成外科を受診しましょう。やけどの重症度を判断することはとてもむずかしいものです。やけどが深いと痕が残ることは必至です。早く痛みを減らし、よくするためにも受診を心がけてください。とくに注意が必要なのはお顔（皮膚が薄い）、関節や手指（よく動かす部位）です。

## Q 赤ちゃんのやけどを防ぐために家でできることは何ですか？

A：やけど予防のチェックポイントは、
◆ お子さんがキッチンに入れないように工夫していますか？
◆ 使用後のアイロンやヘアアイロン、電気ケトルやポットのコードはお子さんの手の届かない場所に置かれていますか？
◆ 電気ケトル、ポット、炊飯器は倒れても中身がこぼれないような製品ですか？
◆ 床に置くタイプの暖房器具は安全柵でおおわれていますか？
◆ 加湿器は倒した際に熱湯がこぼれない製品ですか？

 **医師からのワンポイントアドバイス**

お子さんのやけどは親御さんも焦って当然です！　一度深呼吸をして落ち着いてから、冷やしてあげてください。それだけで十分ですが、まずは早目に受診をしましょう。

# 誤飲と誤食について

## Q 誤飲はいつ頃が多いでしょうか？

A：ハイハイやつかまり立ちの始まる生後6か月から11か月です。成長するにつれ、身のまわりのものに興味を持ち始めます。「まさか届かないだろう」「これは開けられないだろう」と思っているところで起きてしまいます。

## Q どれくらいの大きさのものが口に入ってしまいますか？

A：トイレットペーパーの芯の直径くらいの大きさのものが入ります。小さい子の口の大きさは直径約4cm。これより小さいものは赤ちゃんの口の中に入ってしまいます。とくに多いのが、小さなおもちゃです。6～20mmの大きさのおもちゃは、口に入れるとのどに詰まらせやすいので要注意です。

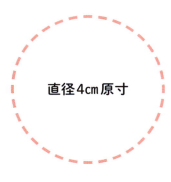

直径4cm原寸

家庭の中のさまざまなものが窒息の原因となってしまいますので、しっかり見直してみましょう。

**こんなものには要注意**（食べ物の窒息については➡108ページ）
おままごとの野菜、ワイヤレスイヤホン、消しゴム等

## Q 誤飲のため、病院に行く目安を教えてください。

A：以下のようでしたら、受診してください。

すべての赤ちゃんへ　Scene 8

◆ よだれが多い
◆ 口を開けたままで苦しそう
◆ せき込みが多い、吐いてしまった
◆ 吐いたものに血が混じっていた
◆ お腹を痛がる、うんちに血が混じっている

これら以外でも心配なことがあれば、一度クリニックを受診してください。小さいものを誤飲した場合、赤ちゃんが元気にしていることもあります。おもちゃが足りない！　ということから誤飲かもと気付かれる方も多いです。その場合は一度ご相談ください。

## Q すぐに受診しないといけないものは?

A：ボタン電池、画びょうなどの鋭利なもの、磁石、タバコ、ビーズ型の消臭剤などを飲み込んでしまった可能性がある場合は、処置ができる総合病院を受診しましょう。
どう対処したらいいか迷ったときは、日本中毒情報センターの24時間電話相談を利用してみてください。

**日本中毒情報センター（365日24時間対応）**
**大阪中毒110番 072-727-2499／つくば中毒110番 029-852-9999**

## Q 予防できる方法を教えてください。

A：お子さんの手が届かないところ（1m以上の高さ）にものを置きましょう。
「まさかこんなものは食べないだろう」と思っていても起きてしまうこともあります。予防していくことが大事です。

## Q なぜ赤ちゃんは食べ物で窒息しやすいのですか？

**A**：子どもの噛む力は大人と比べるとまだ弱く、かたいものをうまく噛むことができず丸のみしてしまうことがあります。
咳をする力もまだ弱いため、気道に入りそうになったものを咳で押し返すことがうまくできず窒息につながります。

そのため以下のことに注意しましょう。
◆ 食べ物は離乳食時期に合った大きさ・かたさに調理しましょう。
◆ 食事の際は大人が側で見守りましょう。
◆ 食事中に赤ちゃんをビックリさせるようなことはしないこと。
◆ 水分を取ってのどを潤してから食べさせましょう。
◆ 一口にたくさん詰め込みすぎないようにしましょう。
◆ 食卓に食事以外の本人の気を引くものを置かないようにし、
　食べることに集中できる環境を作りましょう。
◆ 口の中に食べ物があるときに遊ばせないようにしましょう。
◆ 仰向けに寝た状態や、歩きながら、遊びながら、食事をさせない
　ようにしましょう。

## Q 与えるときに注意すべき食材は何ですか？

**A**：以下の食材に注意しましょう。
◆ **表面がつるっとしている食品**
ミニトマト、ぶどう、さくらんぼ、ベビーチーズ、うずらの卵、ソーセージ、枝豆など
→ 4分の1ほどのサイズに切って与えましょう。ぶどうやさくらんぼなど種がある場合は種を取り除きましょう。乳児期だけでなく、幼児期以降も注意が必要です。

すべての赤ちゃんへ　Scene 8

◆ **粘着性が高く、唾液を吸収して飲み込みづらい食品**
ごはん、パン類
→子どもが一口で飲み込める小さいサイズだと、かえって丸のみしてしまうことがあり危険です。
　かじり取って少しずつ食べることができるサイズにして与えましょう。食事中はこまめに水分の摂取を促し、飲み込みやすくなるようにしましょう。

◆ **かたくて噛み切りにくい食品**
りんご、生のにんじんなど
→離乳食完了期までは、食材をすりおろしたり、舌や歯で簡単に押しつぶして飲み込めるほどのやわらかさになるまで過熱して食べさせましょう。
　幼児食へ移行するタイミングあたりで、りんごを薄くスライスしたものをデザートとして与えてもよいでしょう。

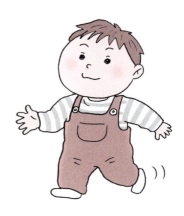

# 赤ちゃんから子どもへ、
# 心の観点から考える育児について

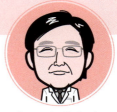

宮尾 和益先生

発達障害などの治療を手掛けている、宮尾先生に赤ちゃんがだんだんと子どもになっていく過程で、心がどのように育ってくるのか、ママやパパがどんなふうに赤ちゃんに接したらいいのかなど、心についてお聞きしました。

### ◆ 生後1-2か月
赤ちゃんは、だんだんと体が丸くなりふっくらとしてきます。無意識的な手足の曲げ伸ばしが活発になり、首を動かして顔を少し横に向けられるようになります。2か月頃には長くなければ縦抱きも可能になり、腹ばいの姿勢から頭を持ち上げようとします。音が聞こえると目を動かして音の方向を探し、ママやパパの表情や声音もわかるようになり、目の前のものを見つめ追視も始まります。機嫌がいいと笑いかけてきます。やさしく抱っこし、目を見つめほほえみ返しを誘いながら、リズミカルにゆり動かし、はっきりとした声で話しかけましょう。自分以外の他者の存在が意識できるように。のどの奥から「ア」「ク」などと声を出す「クーイング」も始まります。

### ◆ 生後3-4か月の赤ちゃん
自分の体やまわりの世界をより意識するようになるため、意図的に動くようになりたくさんの新しい発見があります。首がすわり、自分で頭を持ち上げて視野に入る人やものを見て、触れたり、動いているものを目で追ったりするようにもなります。ママやパパの顔をじっと見つめ、見つめ返すと顔真似をしたり、親の声の真似をします。見つめ返して、顔の動きを少し大げさにしてゆっくり話しかけ

てあげましょう。体の動きは協調的になり、安定してきます。おもちゃをつかませたり、うつ伏せ運動をしたり、運動を助けてあげましょう。おもちゃや親の手をつかむため、手を開いたり、閉じたりするようにもなり、まわりのものに触れようと腕を伸ばしたり、目にしたものを叩いたりもします。

4か月になると、昼夜の区別ができ喃語が活発になり、黄昏泣きや夜泣きが始まります。自分と周囲との関係を確認するため、手を伸ばして触ったり、つかんだり、興味を持ったものをすぐ口に入れる行動が見られます。よだれの量が増え、手足をバタバタと元気よく動かすようになり、頭を立てて周囲のものを見るようになることで、立体感や遠近感が理解できるようになってきます。歯も生え始め、感情も発達し、声を出して笑うなど自己表現がはっきりしてきます。授乳や睡眠のリズムがある程度整ってきます。

## ◆ 生後6-7か月の赤ちゃん

体を腰でひねって仰向けからうつ伏せ、うつ伏せから仰向けなど寝返りが上手にできるようになります。感情表現が豊かになり、うれしいときは笑うことも覚え、泣くときの表現も豊かになります。悲しいとき、怖いとき、不愉快なときなど、いろいろな泣き方で気持ちを伝えようとすることも増えてくるので、そのときの状態を言葉で感情を込めて伝えておきます。コミュニケーションの始まりの「いない・ない・ばぁ遊び」を理解し、大人の発語を真似て「あー」「うー」と喃語を発し始めたりします。

寝返りができるようになると自主的に行動できる範囲が広がります。記憶力がついてきて、「人見知り」が始まる子もいます。この頃になると、ときには声をあげて笑うこともあり、ママやパパが、楽しそうな声を出してあやすと、笑顔になってくれるでしょう。人との関係において表情と感情の豊かさは、社会性の発達に重要です。とき

にママやパパと視線が合ってやさしく「大丈夫だよ」と応えてくれることで安心します。こうして親やまわりの大人からいつも見守られることで、問題解決場面や行動選択場面において、自分ひとりの力だけでは意思決定や行動決定がしにくい場合に、周囲の表情や態度、反応を手掛かりにして、意思決定や行動決定を行う能力（社会的参照）が獲得されます。ここから情緒的な安定を得て、新しいことに挑戦する心が生まれます。このような経験が、将来の人間関係の基礎となると言われています。赤ちゃんが泣いたら目を合わせて「大丈夫だよ」と声かけすることは、ママやパパにとっては自然な行動かもしれませんがとても大事なことなのです。

### ◆ 生後9-10か月の赤ちゃん

ハイハイやつかまり立ち、つたい歩きなど、動く範囲が広がり、お座りが安定し、手先が器用になり、小さいものを指先でつまめるようになります。食べ物の種類も増えて、いろいろな味を覚え、感情表現が豊かになり、「ブブブ」「ババババ」など、唇をつかった声も盛んになり、人の言うことを何となく察し、顔色をうかがうような感じも出てきます。こうして、社会性がだんだんとできてきます。「ばいばい」など簡単な動作を理解して、真似することも出てきます。話しかけながら、やりとりを楽しむことで、コミュニケーション力や言葉の発達が促されます。「ちょうだい」などのやりとり遊びができたり、非言語的コミュニケーションの発達も、表情、声の調子などの理解ができるようになり、ただの真似っこではなく「あれがほしい」とか「あれを見て」など自己の意志を持った"指差し"をするようになり、大人の動作や言葉を真似たりと多彩な手段で、自分の気持ちや要求を伝えようとしたりします。

# 赤ちゃんから子どもへ、心の観点から考える育児について

## ◆ 1歳の子ども

1歳では、体つきがスマートな幼児体型になってき、大泉門（だいせんもん）がそろそろ閉じて、前歯が生えそろい、奥歯が生え始めます。見る理解から言葉の理解がついてきて、犬を指して「ワンワン」など表現することができるようになります。視覚や色彩の識別ができるようになり、クレヨンなどを持たせるとなぐり描きをし始め、将来のかたちの理解につながっていきます。自我の始まりと人間らしい感情が芽生え、嫉妬心や自分のものという独占欲も出てきます。言葉の発達は個人差が大きく、2歳くらいまでの、言葉の概念ができあがるまでは、身ぶり手ぶりで自分の気持ちを伝えようとする子もいます。

## ◆ 1歳6か月の子ども

生後1歳半になると、指差し表現ができるようになり、自分の興味のあるものを指して伝え、二語文の会話ができるようになります。二語文は、いろいろな場合に同じ動詞を使うことで始まります。「言われたことを理解して行動できるようになり、「○○ちゃん、○○とって」などの指示に従うことができます。片足立ちができるようになり、ジャンプや低い台からの飛び降り、階段の上り下りなども上手にできるようになります。

大人の真似を高度にできるようになり、「ありがとう」と頭を下げたり、「バイバーイ」と手を振ったりすることができます。自己主張が強くなり、拒否や、すねり、嫉妬などの感情を表現するようになります。想像力が豊かになり、親と一緒のごっこ遊びが楽しめるようになります。親とは、一緒に同じものを見ながら心を一つにする「共同注意」ができるようになり、相手の心を推定する準備が始まります。将来の他者理解、共感の始まりです。

# 参考文献、図書、サイト一覧

- 石井正子、向田久美子、坂上裕子編著『新乳幼児発達心理学（第2版）── 子どもがわかる　好きになる』福村出版、2023年
- 今西洋介監修『新生児科医・小児科医ふらいと先生の子育て「これってほんと？」答えます』西東社、2022年
- 寺田奈々著『0〜4歳　ことばをひきだす親子遊び ── 子どもとのコミュニケーションがどんどん増える！』小学館、2022年
- 日本外来小児科学会編著『ママ＆パパにつたえたい　子どもの病気ホームケアガイド（第5版）』医歯薬出版、2020年
- 日本頭蓋健診治療研究会編著『小児の頭蓋健診・治療ハンドブック ── 赤ちゃんの頭のかたちの診かた（第2版）』メディカ出版、2024年
- 宮川明子、宗祥子著『世界一安心な赤ちゃん育て ── 赤ちゃんと家族の駆け込み寺「松が丘助産院」が不安＆困ったを解消』主婦と生活社、2023年
- 清水宏著『あたらしい皮膚科学　第3版』中山書店、2018年


- 川崎市　予防接種
  https://www.city.kawasaki.jp/kurashi/category/258-1-0-0-0-0-0-0-0.html
- 川崎市・離乳食
  https://www.city.kawasaki.jp/350/cmsfiles/contents/0000116/116820/1kihon.pdf
  https://www.city.kawasaki.jp/350/cmsfiles/contents/0000116/116820/2zenpen.pdf
  https://www.city.kawasaki.jp/350/cmsfiles/contents/0000116/116820/syokutaku_rinyuusyoku.pdf
- キッズドクターマガジン
  https://kids-doctor.jp/magazine/m0hpno4p3i
- 厚生労働省　子ども・子育て支援推進調査研究事業　食物アレルギー
  https://www.mhlw.go.jp/content/11908000/000464805.pdf
- 厚生労働省　子ども・子育て支援推進調査研究事業　離乳食スケジュール
  https://www.cfa.go.jp/assets/contents/node/basic_page/field_ref_resources/6790a829-15c7-49d3-9156-9e40e8d9c20c/59a3df7e/20230401_policies_boshihoken_junyuu_06.pdf
- 離乳食スタートガイド・岡崎市（厚生労働省　2019年子ども・子育て支援推進調査研究事業「授乳・離乳の支援ガイド」より）
  https://www.city.okazaki.lg.jp/1100/1104/1133/p026181_d/fil/startguide.pdf
- 子ども家庭庁　こどもを事故から守る！事故防止ハンドブック
  https://www.cfa.go.jp/policies/child-safety-actions/handbook
- 小児科学会（窒息）
  https://www.jpeds.or.jp/modules/guidelines/index.php?content_id=123
  https://www.jpeds.or.jp/uploads/files/sho_jiko_g_04.pdf
- 第一三共ヘルスケア　くすりと健康の情報局
  https://www.daiichisankyo-hc.co.jp/health/
- 日本口腔衛生学会
  https://www.kokuhoken.or.jp/jsdh/statement/file/statement_20230901.pdf
- 日本弱視斜視学会
  https://www.jasa-web.jp/general/medical-list
- 日本小児栄養消化器肝臓学会・日本小児消化管機能研究会　小児慢性機能性便秘症ガイドライン
  https://www.jspghan.org/constipation/ishi_guideline.html

- 日本小児眼科学会
  http://www.japo-web.jp/info.php?page=9
- 日本小児外科学会
  http://www.jsps.or.jp/archives/sick_type/heso-helnia
- 日本小児歯科学会
  https://www.jspd.or.jp/recommendation/article09/
  https://www.jspd.or.jp/recommendation/article19/
- KNOW VPD！　VPDを知って、子どもを守ろう。
  https://www.know-vpd.jp/
- Pampers　赤ちゃんの睡眠リズムについて
  https://www.jp.pampers.com/newborn/sleep/article/baby-sleep-cycles
- ベビーバンド　赤ちゃんのことをいちばんに考えたオーダーメイド矯正ヘルメット
  https://www.babyband.jp
- マイナビ子育て
  https://kosodate.mynavi.jp/articles/1204
- まなべび
  https://manababy.jp/lecture/view/207/
- maruho　皮ふとぬり薬のひみつ
  https://www.maruho.co.jp/kanja/himitsu/
- MIMISTAGE子育て応援サイト
  https://www.24028.jp/mimistage/childcare/1999/
- ユニ・チャーム（おもに睡眠と寝返りについて）
  https://jp.moony.com/ja/tips/baby/childcare/sleep/bm0014.html
  https://jp.moony.com/ja/tips/baby/childcare/development-body/bm0010.html
- 日本医科大学武蔵小杉病院　青あざの治療
  https://www.nms.ac.jp/kosugi-h/section/plastic-surgery/guide_aza.html
- 大阪梅田形成外科クリニック　サーモンパッチ
  https://osaka-aza.com/child-treatment/salmon-patch/
- 山手皮フ科クリニック　サーモンパッチ・正中部母斑
  https://www.yamate-clinic.com/salmon.html
- 田辺三菱製薬　ヒフノコトサイト
  https://hc.mt-pharma.co.jp/hifunokoto/solution/1157
- 塩野義製薬ヒフシルワカル
  https://www.shionogi-hc.co.jp/hihushiruwakaru/skintrouble/50.html
- Baby Smile　ベビースマイル　赤ちゃんとママの健康情報
  https://www.babysmile-info.jp/community/baby_eczema-and-care
- ユニ・チャーム　ムーニー　（ハイハイについて）
  https://jp.moony.com/ja/tips/baby/childcare/development-body/bm0062.html
- Toysub!（ハイハイについて）
  https://toysub.net/times/article/baby_crawl/
- Babyband　赤ちゃんの成長・発達──月齢別の子育てポイントについて
  https://www.babyband.jp/column/baby-growth#h84a642e1f7
- 母子栄養協会　子どもの偏食や好き嫌いはどうする？
  https://boshieiyou.org/hensyoku-sukikirai/

# あとがき

育心会の育児本が、ついに完成しました。感慨深い気持ちでいっぱいです。この本は、私たちが長年、子どもたちの成長を見守ってきた経験と、多くの親御さんたちとの対話から生まれた、育児の知恵と愛情が詰まった一冊です。

育児は、喜びと挑戦に満ちた道のりです。
はじめての子育ては、わからないことだらけで、不安や戸惑いを感じることも多いでしょう。そんなとき、この本が、親御さんたちにとって、頼りになる道しるべとなり、心の支えとなることを願っています。

最新の医学的知見に基づいた情報はもちろん、日々の生活の中で役立つ 実践的なアドバイスも豊富に盛り込みました。この本には、子どもたちの健やかな成長を願う、私たちの熱い想いが込められています。この本がきっかけとなり、子育てに奮闘するママパパの気持ちが少しでも楽になり、家族の笑顔が増えることを願っています。

この本を出版するにあたり、多くの方々のご尽力とご協力を賜りました。
企画段階から尽力してくれた編集部のみなさん、そして、献身的にサポートしてくれた育心会のメンバーのみなさまにも、深く感謝いたします。みなさまのあたたかいご支援とご協力がなければ、この本を完成させることはできませんでした。この場を借りて、心より御礼申し上げます。

あとがき　Scene 8

育児に携わるすべての方々に、この本を役立てていただければ幸いです。

　2025年3月

医療法人社団育心会 理事長　三井 俊賢

# 【本書を執筆した先生たちのプロフィール】

## 医療法人社団育心会とは

2015年に設立された、東京都、神奈川県で小児科のクリニックを経営している医療法人。小児科の様々な専門分野を持った医師が院長となり、専門性に特化した特徴のある診療を行っている。また各クリニックでは、お子さんや親御さんの不安や悩みに寄り添いながら、小児科＋αの付加価値を提供できるよう取り組んでいる。

＊以下、先生たちのプロフィールは①経歴 ②資格と所属学会等を記している。

**三井 俊賢**（みつい・としかつ）**医療法人社団育心会　理事長**
①慶應義塾大学大学院医学研究科博士課程修了／慶應義塾大学医学部小児科／慶應義塾大学関連病院／慶應義塾大学一貫校校医
②医学博士／小児科専門医／認定小児科指導医

**大熊 喜彰**（おおくま・よしあき）**武蔵小杉森のこどもクリニック小児科・皮膚科　院長**
①日本医科大学医学部卒業／順天堂大学大学院・医学研究科博士課程修了／国立国際医療研究センター小児科／東京女子医科大学循環器小児科
②医学博士／小児科専門医／認定小児科指導医

**河野 一樹**（こうの・かづき）**ミューザ川崎こどもクリニック　院長**
①新潟大学医学部卒業
②小児科専門医／日本小児循環器学会

**佐藤 清二**（さとう・せいじ）**新川崎ふたばクリニック小児科・皮膚科　院長**
①慶應義塾大学病院専任講師／米国セントルイス大学留学／横須賀共済病院小児科医長／さいたま市立病院小児科部長／さいたま市立病院院長補佐
②小児科専門医／認定小児科指導医／ICD制度協議会 Infection Control doctor／日本小児内分泌学会／日本小児アレルギー学会／日本小児感染症学会

**髙木 優樹**（たかぎ・まさき）糀谷こどもクリニック　院長
①慶應義塾大学医学部卒業／慶應義塾大学医学部大学院博士課程／東京都立小児総合医療センター内分泌代謝科医員／川崎市立川崎病院小児科医長／川崎市小児慢性特定疾病審査会委員
②医学博士／小児科専門医／認定小児科指導医／日本内分泌学会内分泌代謝科（小児科）専門医・指導医／日本内分泌学会評議員／日本小児内分泌学会評議員／日本人類遺伝学会臨床遺伝専門医

**久保田 亘**（くぼた・わたる）二子新地ひかりこどもクリニック　院長
①昭和大学医学部卒業／東京歯科大学市川総合病院／慶應義塾大学病院小児科学教室／けいゆう病院小児科／横浜市立市民病院小児科／東京都立小児総合医療センター腎臓内科
②小児科専門医／認定小児科指導医／腎臓専門医／日本医師会認定産業医

**藤井 明子**（ふじい・あきこ）どんぐり発達クリニック　院長
①北里大学医学部卒業／東京女子医科大学医学系大学院修了／東京女子医科大学病院／千葉市立海浜病院／長崎大学病院／長崎県立こども医療福祉センター／さくらキッズくりにっく院長
②医学博士／小児科専門医／小児神経専門医／てんかん専門医／小児精神神経学会認定医

**宮尾 益知**（みやお・ますとも）どんぐり発達クリニック　名誉院長
①徳島大学医学部医学科卒業／東京大学小児科学教室／東京女子医科大学小児科学教室／心身障害児医療療育総合センター／都立府中病院小児科／自治医科大学小児科学教室／都立よつぎ療育園／さいたま市心身障害総合センター／国立小児病院神経科／国立成育医療研究センターこころの診療部／どんぐり発達クリニック院長
②小児科専門医／小児神経専門医

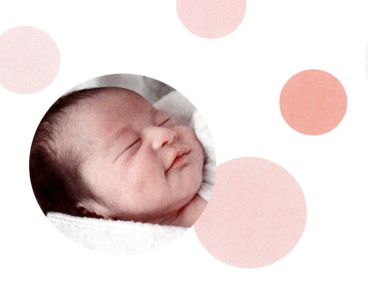

## 0〜18か月 月齢別 子育ての不安をなくす本

第1刷　2025年 3月31日

監　　修／医療法人社団 育心会　三井俊賢
発行人／小宮英行
発行所／株式会社徳間書店
　　　　〒141-8202　東京都品川区上大崎-3-1-1　目黒セントラルスクエア
　　　　電話　編集(03)5403-4379／販売(049)293-5521
　　　　振替　00140-0-44392

編集協力／宮尾益知
装丁・DTP／若菜 啓
イラスト／横井智美
先生たちの顔イラスト／(株)リード　トリニオン事業部
マンガ／野波ツナ
企画・編集／青文舎(西垣成雄)、足立恵美
印刷・製本／三晃印刷株式会社
©Ikushinkai 2025 Printed in Japan

本書の無断複写は著作権法上での例外を除き禁じられています。第三者による本書のいかなる電子複製も一切認められておりません。乱丁・落丁はお取り替えいたします。
ISBN978-4-19-865977-6